CW01424922

Falco Tarassaco

Imparare *a* Morire

DAMANHUR

IMPARARE A MORIRE
di Falco Tarassaco (Oberto Airaudi)

Prima edizione: 1978, Edizioni Horus

Le poesie sono tratte da *Poesie dei miei sedici anni,*
di Oberto Airaudi, Appiano, Torino 1967.

ISBN: 978-88-908637-9-0

Devodama srl, Vidracco (TO), Italy
COPYRIGHT 2015© by FRANCA NANIA

Copertina: dipinto selfico di Falco Tarassaco, maggio 2000.

Introduzione

"Imparare a morire" è un lungo discorso sulla vita e sulla morte. *Falco Tarassaco, Oberto Airaudi, lo pubblicò nel 1978; era il suo primo libro dopo aver fondato Damanhur.*

È un libro pieno di speranza: la speranza che la nostra vita sia sempre dignitosa, piena di significato, degna di essere vissuta.

La speranza che ognuno di noi sia pienamente consapevole di ciò che realmente rappresenta come essere umano e spirituale. Con questo scritto, Falco ci indica un modo per non temere la morte.

Le esperienze, le meditazioni, i consigli contenuti in questo testo parlano di una verità molto semplice: la morte è parte della vita e imparare ad accettarla è uno degli obiettivi della nostra esistenza.

È nostro compito comprendere come essa avviene, perché così sapremo morire bene. Vivere bene, nella gioia, nella consapevolezza delle proprie scelte, è il diritto-dovere di ognuno e l'essere umano fa bene a cercare felicità, anche quando essa si nasconde fra le pieghe di eventi impegnativi da affrontare.

Nell'insegnamento di Falco, si cresce attraverso il sorriso, il pensiero positivo, la curiosità nei confronti della vita, lo stupore. Anche questo libro desidera portarci in quella direzione.

Oltre la vita c'è la morte; cioè, ancora vita, dice Falco.

Parlare della morte significa parlare della vita. Iniziamo ad avvicinarci alla morte nel momento nel quale nasciamo. Da un trapasso all'altro.

L'infanzia e poi l'adolescenza ci aiutano a prepararci all'autonomia, all'età adulta, alla "vita vera". Ma quando, in quale fase della vita, noi ci prepariamo alla morte? Chi ci insegna a farlo?

La morte va affrontata da vivi, va conosciuta, va considerata come elemento importante della nostra esistenza, quando non abbiamo ancora legami diretti con essa, quando cioè siamo sani, giovani, quando non abbiamo dentro di noi la pena per una persona cara che ci lascia. Imparare a comprendere la morte tra i propri pensieri non è poi difficile, basta accettare la più lapalissiana delle verità sulla vita, e cioè che tutto ciò che ha un inizio ha anche una fine. E la fine non è certo meno importante dell'inizio, anzi!

Nessuno si è mai divertito nel prendere in considerazione la vicinanza della morte: ce lo impediscono il senso dell'ignoto, l'attaccamento al corpo, alle cose, la perdita delle persone care. Ma ciò che suggerisce Falco è semplicemente di non escludere il pensiero della morte, di non negare la sua presenza. E poi, di lasciar fare all'istinto.

La morte è una compagna della nostra vita, sembra dire, così come l'amore, la speranza, la fame e la curiosità. Lasciatele una porta socchiusa, affinché non lei ma voi stessi, quando arriverà il momento, possiate passarvi attraverso senza imbarazzo.

Falco ha proposto questo libro quasi quarant'anni fa: molti, se consideriamo la vita media di un libro oggi; pochi, se consideriamo invece l'entità del tema. Propone pensieri e riflessioni che possono aiutarci a smetterla di temere quel momento fatidico, sicuro nella vita dei nostri cari e, infine, nella nostra.

Come? Riflettendoci, come "Imparare a morire" suggerisce. Non troveremo qui trattazioni approfondite della fenomenologia della morte – l'incidente, il suicidio, l'eutanasia e poi la cremazione oppure la sepoltura... – non perché non siano importanti ma perché ciò che conta maggiormente è recuperare la serenità e la dignità con le quali accompagnare la nostra morte e, quindi, la nostra vita. Ciò che troveremo nelle pagine seguenti sono consigli pratici su come prepararci a morire con consapevolezza e serenità, e come assistere e confortare le persone che amiamo, durante e dopo il loro passaggio. Con leggerezza, umorismo e intensità, come la vita suggerisce.

Stambecco Pesco

.

Imparare
a Morire

Perché questo discorso sulla morte

Se ti stai chiedendo il perché di questo discorso sulla morte, te lo motivo con il fatto che tutti siamo interessati alla morte, dal momento che dovremo morire tutti. Tutti, soprattutto, ne abbiamo paura. Che lo voglia o meno, ciascuno di noi ha la propria ora segnata, come se, nel momento stesso in cui nasce, venissero scritti su un libro il giorno e l'ora in cui dovrà morire.[1]

La morte è l'unica costante di tutte le nostre incarnazioni: ogni volta che si muore, si conduce un'esperienza nuova, diversa dalla precedente, unica nel suo genere.

In Occidente, si ha paura della morte; si ha paura di perdere la propria individualità, di non essere più se stessi, di non poter più dire: «Io!».

---

1. Nella visione di Falco, il tempo si articola in infinite ramificazioni, ognuna delle quali contiene eventi possibili, comprese diverse ipotesi sulla nostra data di morte. Non esiste quindi una predestinazione fatale, ma la possibilità di orientare gli eventi, pur nell'ambito di possibilità già previste. Le teorie sulle leggi che regolano l'universo e sulle ramificazioni del tempo sono illustrate nei volumi *La divinità curiosa*, ValRa Damanhur 2007, e *Fisica spirituale*, Devodama 2015.

In Oriente, invece, la morte è generalmente considerata come componente di un quadro più ampio, in cui ogni essere, come essere unico, deve scomparire perché, fino a quando ci sarà una parte di ego, finché esso sopravviverà, non ci sarà avanzamento nel Grande Albero dell'Umanità.

Quindi, questo vuol essere un discorso che ti consenta di prepararti a un momento della vita, che dovrai certamente affrontare.

Personalmente credo nella reincarnazione, anche perché ricordo le mie vite passate; questa però è una convinzione personale con la quale non intendo influenzare nessuno. Scrivo queste note non per convincere, ma per dare il mio piccolo contributo alla comprensione di un argomento molto importante; paradossalmente, il più importante di tutta la nostra vita. Noi viviamo per imparare a morire.

Io ricordo, insieme alle mie vite, anche le mie morti, spesso non molto piacevoli, e vorrei evitare che altri commettessero gli errori che ho commesso io in passato.

Non so se ricordare, in questo caso, sia una fortuna oppure no, ma se mi è dato di farlo perché possa comunicarlo ad altri, accetto questo compito.

Chi legge ha una propria convinzione religiosa, nel merito della quale non intendo assolutamente entrare. Non è in questo senso che mi interessa la religione di ognuno o il modo in cui gli altri considerano la morte. Io desidero dare consigli, ciascuno deciderà se seguirli o meno; desidero lasciare dentro a chi legge una traccia che mi pare utile. Con questo lavoro, peraltro abbastanza limitato, intendo semplicemente trasmettere note tecniche e consigli pratici. Mi rendo conto di fornire una visione del problema piuttosto sorprendente... ma la mia esperienza è questa.

Imparare a vivere non è facile, come tutti sanno: occorre riuscire a "lasciarsi vivere". Ciò non significa non agire, bensì accogliere ogni avvenimento come naturale, non lasciarsi turbare eccessivamente. Occorre imparare a non essere schiavi del denaro, dei vestiti, e così via; occorre anche saper gestire i propri affetti, senza dipendere affannosamente da questi. Occorre, infine, partecipare con ogni parte di sé a tutti i momenti dell'esistenza terrena, ossia, vivere l'adesso. Pensaci! Comincia a sentirti esistere: nasci in questo preciso momento!

Morte, parola dal sapore strano, che evoca paura in alcuni, stupore in altri, vuoto, ricordi di persone conosciute e poi perse nel suo bianco avorio.

Ricordate? Da bambini, quando un anziano ci lasciava, eravamo stupiti di non sentire tanto dolore e ci sforzavamo di piangere come gli altri, che avevano gli occhi gonfi e rossi, nel timore che qualcuno ci avrebbe accusati di essere cattivi, perché non sentivamo niente... Forse, nelle nostre menti bambine, sentivamo che non era vero che il nonno fosse morto, nel senso di sparito, bensì aveva solo cambiato casa. Saggezza? L'ingenuità dei piccoli spesso ne nasconde tanta... Vagamente, sentivamo che il nonno, in qualsiasi momento avessimo avuto bisogno di lui, sarebbe venuto ad aiutarci, a confortarci, a sostenerci per il resto della nostra vita.

Se tutti fossimo rimasti sensitivi o lo fossimo diventati coltivando tale possibilità, avremmo potuto aiutare gli altri a morire, a togliersi di dosso le ragnatele del corpo, a uscire dal bozzolo. Se allora, bambini, fummo allontanati dalle nostri intuizioni e, forse, derisi, ora reimpariamo quelle cose. Mi riferisco a sdoppiamento, morte, piani di esistenza e corpi dell'essere umano![2]

Impariamo a morire: sapremo vivere bene.

Nella morte c'è una notevole dose di umorismo. Non è forse ridicolo arrabattarsi per anni, giorni e minuti per affermare la propria personalità, per acquisire valore, per conseguire importanza e poi, sul più bello, morire come l'ultimo dei vermi? Proprio allo stesso modo, nella persuasione, quasi convincente, dell'immortalità della propria causa?

2. L'uomo è composto, oltre che dal corpo fisico, da corpi di energia che lo avvolgono. Lo sdoppiamento è un fenomeno che avviene quando uno di questi corpi, esce dal corpo fisico, staccandosene momentaneamente. È un fenomeno che si manifesta sovente durante il sogno. Quando lo sdoppiamento è volontariamente provocato, si parla di "viaggio astrale".

Non è conservando a lungo questo tuo corpo che potrai diventare eterno; esso è solo un abito e tu non puoi identificarti con un abito. Tu non sei il tuo vestito. Vorrei parafrasare a modo mio il vecchio detto: "È l'abito che fa il monaco". Anche tante altre cose possono fare l'uomo, a seconda dell'intelligenza e delle convinzioni di ognuno: i soldi, il potere e via dicendo. Più esattamente, io vorrei dire: «È l'uomo che fa l'uomo, è la morte che fa l'uomo, è l'amore che fa l'uomo. È l'umorismo, infine, che fa l'uomo!». Si dice che Dio, il Grande Umorista, fece l'uomo a sua immagine e somiglianza. Un'idea più divertente di così... Ebbene, quando ridiamo di gusto per qualcosa di cui intuiamo il lato divinamente buffo, ecco, in quel momento siamo graditi alla Divinità.

Quando ci si ammala, si è portati a pensare a cose che, normalmente, si trascurano. Stando un po' più soli, tutte quelle maschere che si sono indossate per apparire in mezzo agli altri si sgretolano, si scompongono e scivolano giù dal viso. Come non mai, notiamo i particolari del corpo; ci rendiamo conto, per la prima volta, di quell'organo solo perché è malato e scopriamo che il dolore, che credevamo insopportabile, non è che un particolare della malattia. Spesso si ammalano, contemporaneamente, il corpo e lo spirito, poiché le malattie hanno corrispondenza nei corpi sottili. Quando ci ammaliamo, dobbiamo abituarci a pensare al corpo sofferente come a una cosa staccata da noi.

La morte ha un suo gusto ben preciso, fatto di abbandono, di indifferenza, di apprensione, di nostalgia. A volte il rimpianto di non aver vissuto a sufficienza si aggiunge al cocktail con una spruzzata di speranza. L'importante è prepararsi dentro. Camminare con la morte! È come la sposa bambina che attende, con paura e desiderio insieme, la prima notte: non conosce esattamente ciò che la aspetta, ma anela a scoprirlo...

La morte affascina, attira e respinge al tempo stesso. Quando sarà il momento – e lo sentiremo – lasciamoci prendere, lasciamoci cullare dalla sua dolcezza. Lasciamoci affondare in essa delicatamente, proprio come il bambino nell'utero materno, circondato dal caldo e fidato liquido amniotico.

Nel dormiveglia capita, a volte, di non sentire quasi più il proprio corpo. In quel momento potremmo proprio lasciarci andare, invece di decidere, dopo averci pensato un momento: «Ma no, questa volta, non ancora. No!». E riprendere allora contatto con il corpo. Ma il fatto di decidere, in quel momento, se vivere o lasciarsi morire, e poi assaporare la decisione, ci induce a osservare i fatti e gli avvenimenti del giorno dopo con maggiore responsabilità, perché rappresentano il frutto di una libera scelta.

Si può uccidere in molti modi, ma l'arma più diffusa è l'indifferenza. Possiamo combattere questo crimine imparando a pensare non solo a noi stessi, in modo egoistico, ma anche un po' di più agli altri. Sovente qualcuno mi dice: «Io che non ho mai fatto male a una mosca, sono trattato male; tutti mi odiano e sparlano di me!».

Sono sempre gli altri, i cattivi. Eppure, lo sappiamo: la verità sta sempre nel mezzo, non ci sono da una parte tutta la bontà e dall'altra solo la cattiveria.

Prepararsi a morire significa anche non lasciare dietro di sé cattive parole. Non augurare mai la morte perché, in realtà, così facendo tu auguri un'uccisione accompagnata da sofferenza e non una buona morte. Solo alcuni esoteristi, in contatto con i Misteri della vita e della morte, usano augurarsi fra loro la Buona Morte.

Ognuno di noi si chiede: «Perché si vive? Perché si muore? Quale legge regola l'esistenza degli uomini?». Se, attraverso un prato, inciampiamo e calpestiamo inavvertitamente un formicaio, la vita di centinaia di formiche sarà a un tratto sconvolta per una semplice disattenzione. Esse sono consapevoli di questo fatto? Certamente no. Come causa agente, siamo al di fuori di ogni loro prospettiva: né ci vedono né ci immaginano, nemmeno pensano che possa esistere nel loro mondo una creatura dalle nostre caratteristiche.

Attribuiranno così l'evento disastroso a mille altre cause, ma non certamente al nostro passo incerto. Allo stesso modo, Dio è qualcosa che esula completamente da ciò che la nostra intelligenza può comprendere e spiegare; appartiene in modo completo a un'altra dimensione. Voler capire i suoi disegni, attribuirgli dei comportamenti o delle intenzioni, è un atto di superbia e anche di ignoranza. Se potessimo spiegare veramente tutte queste cose saremmo già in Dio.[3]

È importante notare che il rispetto, che dobbiamo portare alla vita e alla morte, non si limita agli essere umani ma tocca anche gli animali. Quindi, dobbiamo rispettare anche la morte degli animali. Se noi ci divertiamo a dare loro la morte, certamente, in base alle leggi cosmiche, ricadrà su di noi quanto abbiamo fatto a loro. Praticare la vivisezione o torturare gli animali, per gusto sadico più o meno dichiarato, più o meno celato sotto finalità scientifiche, è una cosa orribile e assurda.

3. L'universo nel quale viviamo, nell'insegnamento di Falco, è pervaso da un'energia divina che partecipa all'esistenza di ogni forma. La vita è un percorso attraverso il quale, esperienza dopo esperienza, entrare in contatto con la parte di Divinità che alberga dentro se stessi, per riunirsi all'essenza divina complessiva dell'universo.

Ci troveremo nelle stesse condizioni, da tutti i punti di vista, perché, facendo subire un certo tipo di morte, accumuliamo talmente nel nostro pensiero quella stessa morte, che la addensiamo su di noi.

Ognuno di noi esiste contemporaneamente non solo nella forma umana, ma anche come animale e vegetale,[4] perché ha bisogno anche di quei tipi di esperienza; è quindi doppiamente assurdo e incomprensibile agire crudelmente su di un altro se stesso.

L'animale sente quando è il momento della propria morte e, se facesse un minimo di attenzione, lo sentirebbe normalmente anche l'uomo. Ma egli, di solito, oggi, fa di tutto per nasconderselo. Per l'animale, prepararsi alla morte significa raccogliersi e trovare quella che può essere la propria intimità. Si nasconde, cioè, per mettersi al sicuro per un po' di tempo, in modo da poter morire con una certa decenza.

---

4. L'essere umano non è limitato alla forma fisica che possiede e di cui, normalmente, è partecipe. È un essere più vasto, più universale. In questa frase Falco si riferisce alla nostra parte divina, spirito vitale, intelligente che discende nel corpo fisico per evolversi, attraverso le diverse esperienze che la vita propone.

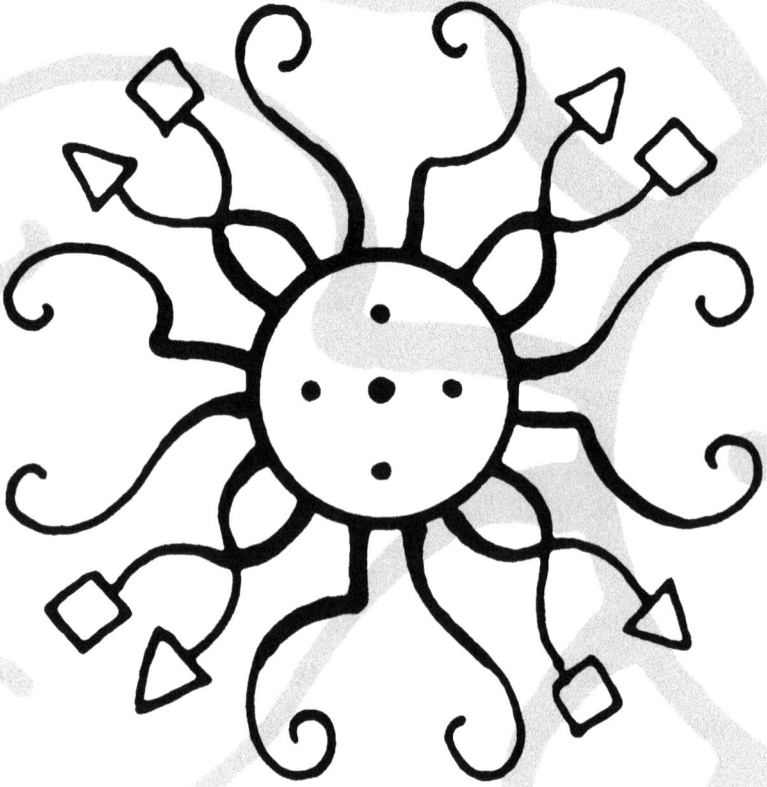

IO I.

Io sono come tanti altri,
e diverso da tutti.
Io vivo nella mia razione
di attimo d'infinito.
Io esisto e penso.
Io cerco come tutti di sopravvivere.
Io cerco un ideale per cui esistere.
Ho trovato in me
un ideale da difendere
e resisterò fino al nulla.

C'è sempre rispetto per la morte dell'altro animale, almeno tra animali evoluti; anche da parte dell'avvoltoio o di altri predatori, che potrebbero benissimo attaccare per cibarsi. Non ricordo di aver mai visto un animale attaccarne un altro che sta morendo; aspettano, anzi, che esso muoia, anche quando non è più in grado di difendersi, con eccezione solo per gli insetti. C'è, addirittura, un restare vicini all'animale malato, fino a quando non è morto, per dargli un po' di calore e di conforto. Solo l'animale che soffre e non ha la possibilità di sopravvivere viene coscientemente ucciso da un altro, proprio per porre termine alla sofferenza.

L'uomo non si distingue dagli animali per l'intelligenza, ma per la fantasia. O meglio, dovrebbe distinguersi per la fantasia. Un cane afferra gli ordini del suo padrone, ma questi non sa assolutamente ciò che il suo fedele amico intende dirgli quando abbaia. Quindi il più intelligente dei due non dovrebbe essere chi capisce? È inutile vantarsi di far parte della razza umana solo perché alcuni uomini hanno fatto delle grandi invenzioni.

Cosa significa? Chi si limita per tutta la vita a utilizzare quanto gli altri hanno inventato, come dimostra la propria creatività? Non dico che tutti dobbiamo diventare inventori, però creatori sì!

Ma invece di inventare la vita nella multiforme bellezza della fantasia, l'uomo escogita ogni giorno dei sistemi che lo avvicinano alla morte, a una morte che è frutto del proprio egoismo e della propria stupidità.

La vita stressante in tanti posti di lavoro è una tortura mentale, costante, continua. Respirare il tubo di scappamento delle auto, rimpinzarsi di medicinali, fare il bagno in un mare inquinato, mangiare cibi non genuini e bere coloranti: è mancanza di rispetto per il nostro corpo ed è solo una tortura su vasta scala. È un darsi la morte giorno per giorno. E non vale dire che la colpa è sempre degli altri, per sfuggire alle proprie responsabilità, anche perché – lo abbiamo detto prima – non è vero che la colpa è sempre tutta degli altri.

Si potrebbe vedere tutto questo anche come un'autopunizione a livello inconscio per avere sciupato il nostro ambiente. L'umanità giudica se stessa e si punisce. La psicologia conosce motivazioni analoghe.

Se l'uomo continua, con tutti questi sistemi, a voler distruggere, è perché, nella società, c'è qualcosa che non funziona. Ogni società ha il tipo di morte che si merita; magari, provocata da una formula chimica. Se riusciamo a darci la morte in tanti modi diversi, è proprio perché ce la meritiamo.

Guardiamo alla storia: quei popoli che hanno richiamato la violenza, generalmente, sono stati distrutti con la guerra, come naturale conseguenza della violenza manifestata. Così, oggi, in tempi di consumismo, si ha la tendenza al suicidio attraverso l'eccesso di medicinali, di cibo, e via dicendo. Il tumore, in quest'epoca, è una malattia tipica da eccesso; c'è sempre un eccesso di mezzo: di coloranti, di radiografie, di paura e così via. Quindi, anche noi, oggi, stiamo decidendo quello che sarà la nostra morte, la fine della nostra società.

Io rifiuto questo tipo di società e sto cercando di superarla creando, insieme a delle sorelle e a dei fratelli, una città nuova, chiamata Damanhur.

Ci possono essere dei modi nuovi di vivere, e anche di morire, e rapporti nuovi – o meglio, molto antichi – con la natura.

Chi ricorda quella frase degli studenti del Maggio francese, "Potere all'immaginazione"? Occorre vivere con fantasia. Piuttosto che morire giorno per giorno con la paura di arrivare tardi in ufficio, piuttosto che farmi venire le palpitazioni quando suona la sveglia o essere troncato da un infortunio alla catena di montaggio, preferisco crollare dalla fatica in un campo, mentre sto zappando i miei fagioli. E morire sotto il sole, all'aria aperta, negli occhi il verde delle piante e poter dire: «Oh, finalmente è arrivato il mio momento... tra poco sarò sottoterra insieme ai miei fagioli... anzi, li aiuterò a crescere come ho fatto finora». Ma è un bene che certi corpi non vadano a finire nella terra, la inquinerebbero! È meglio infilarli nei loculi e imbalsamarli... anche se non servono più a nulla perché sono pieni di porcherie.

Il rispetto per la vita va, naturalmente, esteso anche alle piante. Avendo occasione di salvare una pianta, facciamolo. Così, alla nascita di un bambino, è una bella tradizione piantare un albero; cresceranno insieme come compagni di giochi e si aiuteranno a vicenda. Tra i due, si stabilirà un rapporto diretto, particolarissimo, una sintonizzazione. Potranno addirittura ammalarsi contemporaneamente o avere delle crisi nello stesso periodo; ma riusciranno ad aiutarsi a vicenda.

E tu che stai leggendo, anche se non condividi le mie idee sulla reincarnazione, sulla vita cosciente degli alberi e su tutti gli altri esseri viventi, cerca comunque di utilizzare la tua fantasia, per vivere in un modo più vivo. Ricorda che l'immaginazione crea il potere dell'uomo; cerca di essere tra quelli che creano cose nuove, non della massa che continua, per tutta la vita, a fare le solite cose.

Vale la pena di vivere solo se si "corre il rischio" di usare la propria fantasia, per evitare di essere continuamente condizionati.

Fa comodo che l'individuo si comporti sempre in un modo previsto: è più facile controllarlo da parte di un qualsiasi potere. E la persona che avrà fedelmente lavorato per trentacinque anni, senza mancare una sola volta, riceverà una medaglia di latta grossa così. Tuttavia, si salverà se in quegli anni avrà saputo vivere con coscienza attimo per attimo; al contrario, se avrà vissuto sempre per il domani, il domani, il domani, all'età della pensione non saprà più cosa fare e avrà perso solo tempo, cioè la vita stessa.

Tra le vegetazioni del nostro pianeta vivono anche numerosi spiriti di natura, che noi, per comodità, abbiamo antropomorfizzato, identificandoli, ad esempio, con le fate, gli gnomi o simili. Uno di questi è il dio Pan, che impersonava anticamente la natura, identificato poi dal Cristianesimo con il diavolo. Un servizio peggiore non glielo potevano fare!

Anche gli spiriti di natura non sono più felici di vivere in un mondo come questo, dove a volte non salviamo neanche un cespuglio; quindi non amano l'uomo che li scaccia. Sono pazienti, ma arriverà il momento in cui ci puniranno.

La formazione di nuovi batteri può proprio essere interpretata come una risposta della natura al nostro comportamento. Dal 1945 a oggi, i batteri hanno fatto approssimativamente un progresso di un milione di anni rispetto all'uomo, che li ha talmente modificati con l'uso delle penicilline, che oggi si è costretti a creare sempre nuovi antibiotici per tentare di controllarli. Quindi, mentre prima bastava un farmaco, oggi ne occorrono centinaia: e chiamiamo tutto questo "Progresso"...

30   L'uomo è molto infantile nelle sue applicazioni pratiche, perché non vede a sufficienza le conseguenze di quello che fa; è come il bambino che prova a infilare un filo di ferro in una presa elettrica per vedere cosa succede, finché non prende la scossa. Il bambino, però, vive con molta fantasia, mentre l'adulto, che dovrebbe essere responsabile e valutare le conseguenze delle proprie azioni, non utilizza nemmeno quella e non ha quindi le possibilità del bambino.

Guardiamolo quando fa un campeggio: quasi sempre lascia in giro sacchetti di plastica e scatolette vuote, in modo che i prati circostanti non potranno più essere coltivati, si inquineranno e tutto questo finirà, alla lunga, per ricadere su di lui. La stessa cosa vale, ad esempio, per l'uso del DDT,[5] utilizzato contro gli insetti e poi ritrovato nei pinguini del Polo, ma che si stabilizza, come punto finale, nel fegato dell'uomo.

Analogamente, il gas delle bombolette spray, salendo, sta danneggiando gravemente la fascia di ozono, e se ne sentono le conseguenze. E tutte le volte che, andando a comprare il giornale, accendiamo il motore dell'auto, facciamo qualcosa di analogo. Questa irresponsabilità fa parte del desiderio di suicidio di massa; è una condanna che l'essere umano pronuncia su se stesso.

Ma chi è disposto a rinunciare alla propria comodità? La paura della morte, ma soprattutto del dolore collegato alla morte, fa in modo che l'uomo cerchi di morire sempre peggio. Pensiamo all'eccesso di penicilline e di vaccini: anziché rafforzare le difese dell'organismo, rafforza e moltiplica i batteri.

5. Si tenga conto del fatto che la prima edizione di questo libro risale al 1978: oggi parleremmo del problema degli OGM, anziché del DDT, ma la sostanza del discorso non cambia.

È chiaro che chi decide di assumere un medicinale ogni volta che ha un mal di testa, non deve stupirsi della grave intossicazione che lo colpirà di lì a poco e, come sa bene la medicina ufficiale, si tratterà solo di intossicazione soltanto la prima volta.

Conosco parecchi giovani che hanno paura della morte; ragazzi sui diciotto/vent'anni che ne hanno un autentico terrore, anche solo a sentirne parlare. Questa paura qualcuno gliel'ha comunicata, in qualche modo. Un conto è avere paura della guerra, che è decisamente brutta, un conto è la paura della morte in generale. Ma questa paura, in molti casi, è un po' un volersi eliminare: è quasi una ricerca della morte. Anzi, quando se ne ha un sacro terrore, si è spesso attirati dalla morte come se questa fosse una calamita.

Una delle morti più stupide è quella di chi si schianta in autostrada durante una corsa al di sopra dei limiti di velocità, fatta solo per il rischio. Nella storia, l'uomo ha sempre dovuto affrontare il rischio: la sfida della natura, i pericoli della caccia, la stessa fatica fisica.

Ora che tutto questo non esiste più, è rimasta nell'essere umano l'esigenza profonda di superare, in un modo qualunque, la sua quota di rischio che, purtroppo, egli vive nel modo più sciocco. Come nel caso di cui ho appena parlato: un conto è morire per un incidente senza colpa, un conto è mettere a repentaglio la propria vita e quella degli altri. Ciò denota disprezzo dei valori, disprezzo della vita, ricerca di suicidio: è una delle tante frustrazioni di cui soffre l'uomo, da quando non è più collegato con il giusto modo di vivere.

Anche gli animali si autoeliminano, ma per motivi molto più nobili. Da un po' di tempo a questa parte, moltissimi animali vengono investiti e uccisi sulle strade. Non è fatalità: si tratta di suicidio. Quando gli animali, per lo più cani e gatti, scelgono questo tipo di morte, è un segno dei tempi: questa epoca non è più adatta a loro, che non se la sentono di affrontarla, perché sono mutate le condizioni per una vita armonica, viene a mancare il contatto con l'ambiente, e anche l'umanità – soprattutto l'umanità! – è profondamente cambiata. In più, per molti animali c'è anche la costrizione della morte: l'inquinamento.

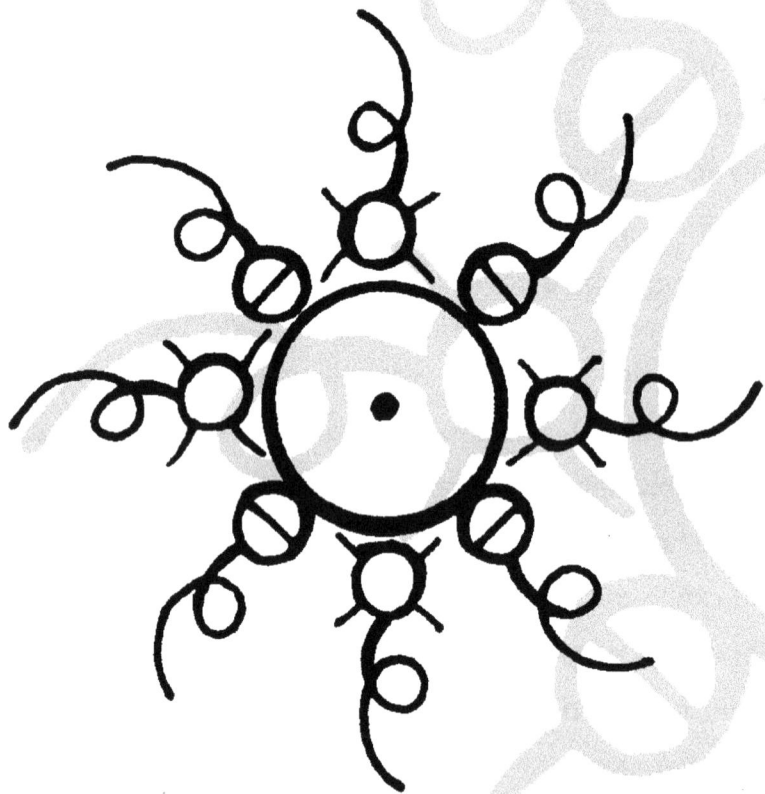

IL SUPERSTITE

Continuo a marciare
la mia solita vita
mentre ogni tanto
qualche anziano si ferma
e si addormenta sott'erba.
Ad ogni passo m'avvicino anch'io
sempre più al mio metro verde già
preparato, ed attorno a me
ancora cadono, cadono, cadono
persone che con me
hanno marciato.

Pensiamo agli uccelli, ai gabbiani che volano sul mare: per colpa di una petroliera che ha perso del greggio o ha lavato le stive, non possono, per tratti di chilometri, fermarsi e procurarsi del cibo perché, come si abbassano, trovano solo petrolio sotto di loro. E, a uno a uno, hanno visto i loro compagni tuffarsi e affogare perché non ce la facevano più a sollevarsi.

Con autentica pazzia, l'uomo condanna a morte gli esseri che gli sono intorno: nell'ultimo secolo ha distrutto centinaia di specie, che sono state letteralmente cancellate dalla Terra e che avevano impiegato milioni di anni per evolversi!

E parliamo pure degli animali domestici. Facciamo l'esempio più semplice, quello del cane. Si sa che un cane ha la vita più breve di quella del padrone, vive per quindici anni circa, per cui, se ci regalano un cane quando siamo bambini, esso morirà prima che noi diventiamo adulti. È un'esperienza che tanti di noi hanno vissuto. Molti risolvono il problema con un'iniezione, ma non è, salvo casi eccezionali, una cosa buona. Il più delle volte, invece, l'animale è abbandonato a morire da solo.

Questo provoca in lui un vero e proprio trauma perché il cane, che ha sempre vissuto in casa, psicologicamente fa parte della famiglia. Un cane che vive in una casa non è un cane, ma una persona che non si rende assolutamente conto di camminare a quattro zampe anziché due. Esso tende a imitare il proprio padrone, soprattutto se è stato allevato con un bambino: vorrebbe mettersi a tavola anche lui e dormire in un letto o comportarsi come vede fare agli altri e si stupisce se non gli viene permesso. È convinto di avere le stesse prerogative, perché si identifica con la famiglia. Poi, al momento della morte, questa aura di affetto, che si è formata negli anni intorno a lui, si spezza improvvisamente, e vede compiere tante cose strane da quelle persone che fino a poco tempo prima gli dimostravano amore, quando poteva correre e giocare. Si trova lì, sul proprio sacco, trascurato e ignorato, proprio nel momento in cui ha più bisogno di affetto.

Lo stesso trattamento viene riservato a qualche anziano. Tutto funziona bene finché è svelto e divertente; poi, quando comincia a pesare, a dare fastidio, ci si rende conto che sporca, puzza, e tutti gli inconvenienti saltano fuori.

È sempre e soltanto una questione di egoismo. Ci si trincera dietro alla falsa pietà: «Ma soffre... uccidiamolo piuttosto che vederlo soffrire».

Piangere in modo inconsolabile chi è morto è una tristissima cosa; significa legare con il proprio pensiero la persona defunta alla materia. La vedova che da dieci anni piange il marito perduto gli fa del male, lo tiene avvinto con il corpo astrale, non gli permette di liberarsi facilmente; lo incatena e lo fa soffrire. Non è dunque un atto d'amore ricordare continuamente e a lungo, nella sofferenza, chi è scomparso prima di noi, ma un atto di grande egoismo: «Io trattengo la tua memoria, mi abbarbico a essa e ti conservo nella mia mente».

Ora che lo sai, se ti trovi nella condizione di rimpiangere da anni qualcuno, libera la tua mente; lascia che la persona possa fare la sua strada, non farla soffrire solo per il tuo egoistico desiderio di trattenerla. Sarete nuovamente uniti quando qualcosa di più grande di voi lo deciderà. Ricorda con gioia, e non con dolore, chi ha varcato la soglia prima di te.

Quando il cuore cessa di battere e il corpo si spegne, la morte non è ancora sopravvenuta: devono trascorrere alcune ore perché cessino completamente le attività percettive. Molto spesso, si continua a sentire con il proprio corpo anche per otto ore dopo la cessazione dell'attività cardiaca. Mi riferisco al caso di una persona che muoia nel proprio letto. Tu sei ancora dentro il tuo corpo e, se non sei preparato, in quelle ore tenterai di far sentire agli altri che sei ancora vivo. Vorresti muovere un dito, una mano, dare un segno, ma non vi riesci; vorresti gridare: «Io sono ancora vivo!». Ma non puoi. La persona cosciente e preparata a quanto sta avvenendo può utilizzare molto meglio questo tempo. Può adoperarlo, cioè, per prepararsi al passo successivo, a quello vero della morte.

Non si tratta di rassegnazione bensì di comprensione di quella che è la propria morte. Una persona che muore senza comprendere la propria morte, si prepara a una cattiva vita; soprattutto, si lancia, per la vita successiva, da un cattivo trampolino, dimostrando di aver capito poco di quanto ha vissuto fino a quel momento.

La paura, durante la morte, nasce da questo: voler comunicare con l'esterno e non poterlo fare. Superata questa fase, la paura non esiste più; non c'è dolore, ma solo la sensazione di galleggiamento. Imparando a sdoppiarti abilmente, riuscirai a superare molto bene questa fase.

Nei momenti successivi alla morte fisica, dopo dieci/venti minuti, si è in grado di percepire le considerazioni delle persone che si hanno intorno e si riesce quasi a udirne i pensieri. I pensieri veri, sinceri arrivano in quel momento, e le cose che ci si è nascosti per tutta la vita si rivelano sincronicamente,[6] per quel terribile umorismo divino! E può capitare, così, di sentire amici e parenti, ritenuti vicini e affezionati, gioire della nostra morte, per gelosia o per motivi di interesse.

E allora, chi è appena morto può domandarsi: «Mi sono veramente meritato questo trattamento o sono gli altri cattivi a pensare queste cose di me?» .

6. Si intende per sincronicità la legge che regola la relazione fra accadimenti lontani e diversi, legati fra loro al di là della corrispondenza di causa ed effetto.

Naturalmente può accadere anche l'opposto, e cioè scoprire commozione in individui da cui nulla ci si sarebbe attesi. Da questo punto di vista, immaginiamo la morte dei potenti. Quanti pensano: «Finalmente se n'è andato!». E questi intriganti che hanno approfittato della copertura del potente per fare i loro interessi si dicono: «Cosa sarebbe successo se non fosse morto? Forse prima o poi mi avrebbe fatto la pelle, per tutto quello che gli ho combinato». E trapela magari che si è tenuto in vita quel corpo non per amore, ma solo per motivazioni politiche, costringendolo a una parvenza di vita, il che è veramente terribile.

Certo, per qualche ragione, da un punto di vista karmico, costui si era meritato un simile trattamento, dal momento che lo ha avuto; ma, secondo la stessa logica, chi gliel'ha riservato lo subirà a sua volta.

Ci meritiamo sempre ciò che ci tocca: mai niente di più e mai niente di meno, e ciò non significa che la vita sia avara con noi. Al contrario, in ogni occasione, essa ci offre i frutti migliori: sta a noi raccoglierli in tempo e nutrircene, attenti a non lasciarli marcire.

Ciò che importa più di tutto è avere sempre il coraggio delle nostre azioni, senza farci condizionare dalle scelte altrui e senza cercare di condizionare quelle del prossimo.

In certi momenti, avendo il potere di farlo, in un eccesso di rabbia, chi di noi non avrebbe voglia di colpire chicchessia, anche chi gli è caro? Se tutti avessimo l'abitudine di seguire in ogni circostanza i nostri istinti e se avessimo la possibilità di imporli, cosa succederebbe? Un Saggio fece una volta questa considerazione: «Noi abbiamo l'abitudine di nominare i nostri re quando sono ancora bambini. D'accordo. E diciamo che, essendo il re onnipotente, è giusto che egli possa sempre esprimere tutti i suoi desideri! Succede allora che muore il vecchio re; ha un figlio di quattro anni. Questo figlio di quattro anni diventa re.

Allora, tutti i suoi desideri, i suoi giochi, le sue fantasie diventano legge e si corre il rischio che sulla terra non rimanga più nessuno, perché il giorno in cui al re cade la bellissima biglia di vetro e va in frantumi, egli vorrà uccidere tutto il mondo. Certo, si è rotta la sua biglia di vetro e tutto il mondo dovrà perire per questo!».

È una regola fissa: in certi momenti, saremmo capaci di qualunque cosa. Anche se – e anche questa è una regola fissa – spesso è più grande ciò che gli altri pensano che noi vogliamo fare, di quello che abbiamo realmente intenzione di fare.

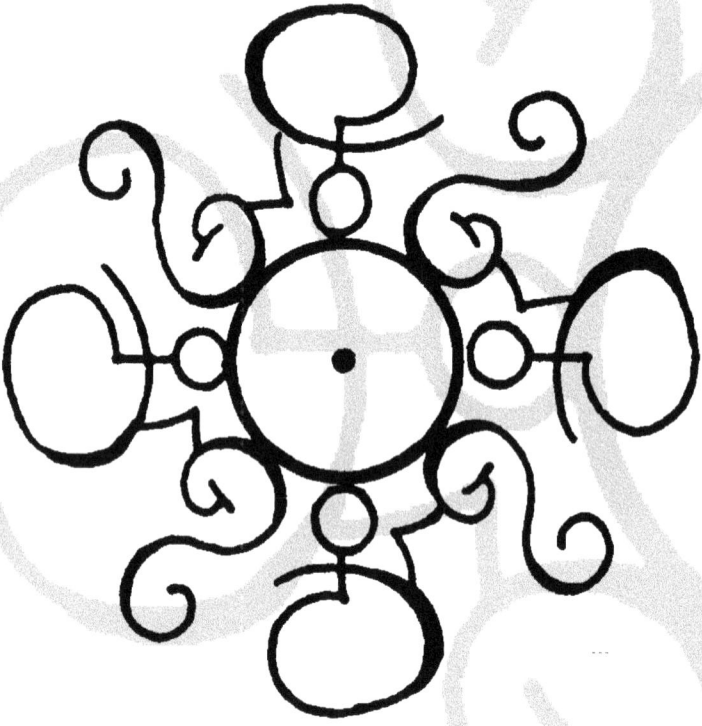

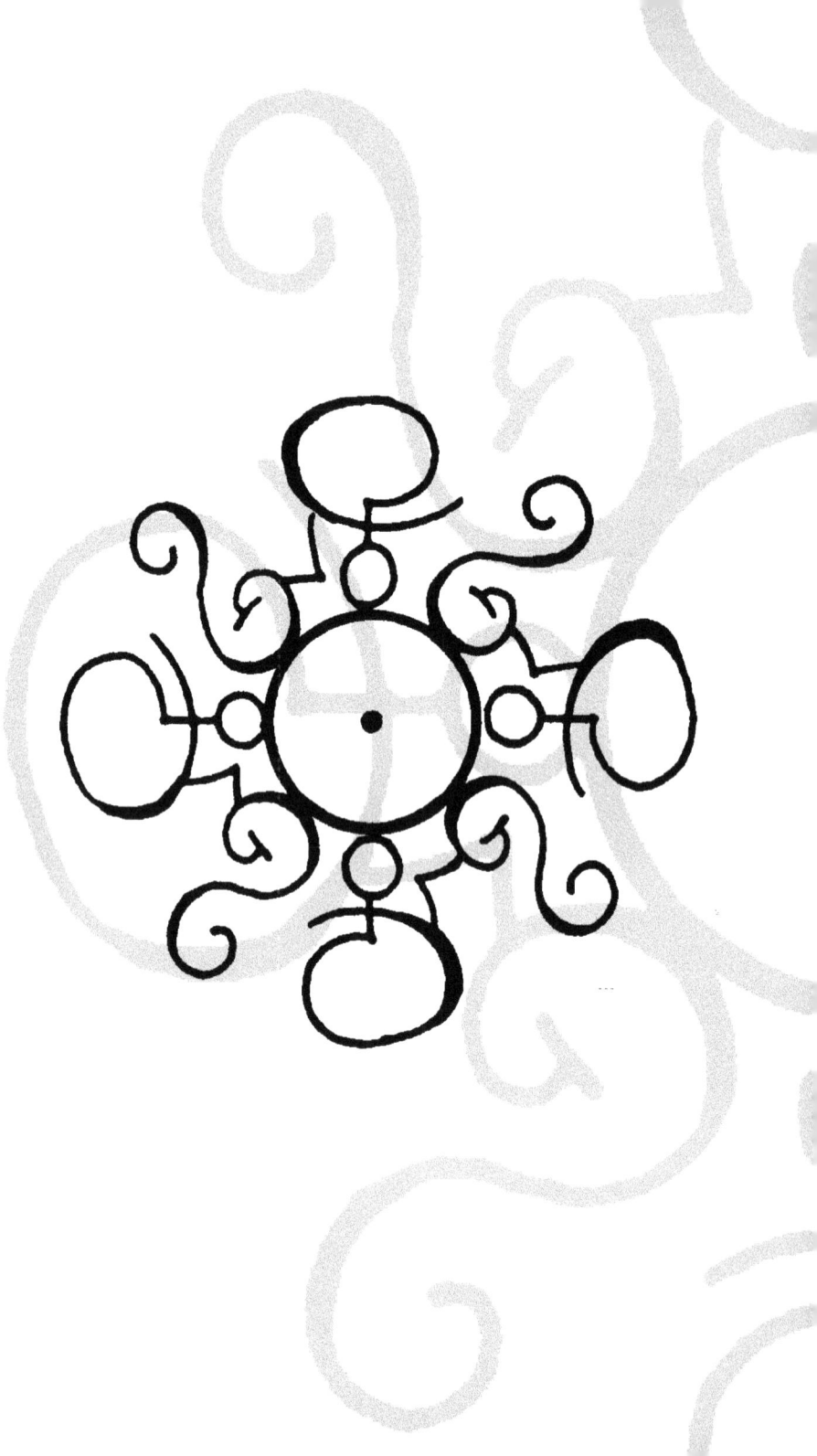

LE VITE XIX

Cos'è stato è stato
non si può cambiare il passato
ma il futuro
è già segnato e lo vivo
nell'attimo eterno che viene
fino al nulla
quando non penserò più.

Il momento della morte...

Veniamo al momento della morte. Quando ci accorgeremo di essere sul punto di morire, sarà di grande aiuto concentrarci sul colore azzurro. È importantissimo riempire la mente con pensieri positivi, sereni, magari salutando e formulando auguri alle persone che ci lasciano. Si riesce a morire bene quando si è imparato a morire pensando non a se stessi ma agli altri. Finché si continua a pensare a sé, a quanto si sta facendo, a ciò che sta accadendo, non ci aiuteremo assolutamente.

Durante la morte, si godono di grandi sprazzi di luce; è importante goderli veramente, con tutto il proprio essere: guadagneremo molte incarnazioni, perché avremo afferrato un attimo di eternità.

Il mio invito è a mettercela veramente tutta, perché non ci sarà concessa una seconda opportunità: anche quando la morte si ripeterà, non sarà la stessa.

Un altro aiuto può venire dal tessersi attorno un bozzolo azzurro. Per fare ciò, occorre avvolgersi intorno al corpo un'onda azzurra, immaginando un filo di questo colore che si dipana attorno al corpo, come se dovesse tessere un vero e proprio bozzolo. In tal modo, saremo difesi da ogni tipo di interferenza che potrebbe disturbare questo momento, che è nostro e soltanto nostro.[7]

Sarebbe bello se ognuno di noi andasse a dormire la sera pronto a morire. «Se io morissi questa notte, sarei pronto o lascerei delle cose ancore da fare, in sospeso?». Se ti poni questa domanda tutte le sere, inizialmente la risposta sarà sempre: «No, non sono pronto».

Ma, in seguito, ti accorgerai di essere via via più preparato e questa sarà una conquista personale. Volendo, puoi chiamarla "la preghiera della sera".

7. L'azzurro è il colore del rilassamento. Immaginare se stessi avvolti in un'onda di colore azzurro contribuisce ad allentare la tensione e a rilassarsi. È buona norma, ogni sera, prima di andare a dormire, respirare profondamente per qualche minuto, immaginando un'onda azzurra che passa sul nostro corpo e lo rilassa. Questo esercizio ci aiuta a liberarci delle tensioni accumulate durante il giorno e rende il sonno profondo e ristoratore.

In ogni momento, dovresti poter dire: «Bene, signori, io sono pronto... sono consapevole... posso incamminarmi su questa strada, qualunque essa sia in qualunque momento».

La visione della morte che ognuno ha è condizionata dall'idea di morte che gli è stata trasmessa. Per il solo fatto che, nel momento della morte, ognuno rivive tutta la propria vita, la persona sarà giudice di se stessa e non potrà fare a meno di essere, anche contro la propria volontà, un giudice obiettivo. Quindi saprà, in base alla morale che ha ricevuto, se le azioni compiute sono state buone o cattive.

Si troverà davanti il paradiso o l'inferno, come li ha sempre immaginati; ovviamente, l'anima farà la sua strada, perché essa nulla ha a che fare con tutto questo, ma la parte di noi che si sdoppia passerà proprio l'esperienza che la persona si aspetta. Quindi, chi ha immaginato il paradiso cattolico, avrà quello; chi ha immaginato il paradiso delle Urì, lo avrà. Un materialista, invece, che considera la morte come la fine di tutto, raggiungerà il suo paradiso nell'annullamento di ogni sensazione e bisogno.

A questo punto, si potrebbe pensare di combinarne di tutti i colori in vita, di godersela il più possibile, sperando di salvarsi all'ultimo, in base a un giochetto di convinzioni. Ebbene, non solo il nome di chi lo farà sarà maledetto fino a quando ne rimarrà il ricordo, ma se costui avrà sprecato una vita, nella catena delle reincarnazioni potrà anche tornare indietro. E non avrà alcuna importanza crederci o meno.

Ci siamo: tocca a te. In questo momento, proprio tu stai morendo. E mentre assisti al velocissimo film della tua vita che ti scorre davanti agli occhi, anche gli altri, tutti quelli che ti sono intorno, vivono ognuno a modo proprio questa stessa avventura. La frase: "Morto io, morto il mondo" è solo un concentrato di egoismo. Pensa che, in questo momento, il tuo stato di coscienza, il tuo modo di sentire le cose, è qualcosa che hai già sperimentato altre volte perché la tua anima è eterna e ricorda. Questo avvenimento si è già prodotto e ancora si produrrà in altre condizioni, in altri momenti e - perché no? - in altri spazi, probabilmente. E allora, perché preoccuparsi tanto per questa morte? Prendila così come viene.

Sono convinto che esista sempre una punta di invidia, se sappiamo guardarci dentro, nei confronti della persona che sta morendo. La condizione di chi muore non è poi così brutta, come in genere si pensa che sia. E la prima persona che si rende conto che questa non è una brutta condizione sei proprio tu che stai morendo. In fondo ti piacerebbe anche lasciare una buona impressione. Infatti pensi: «È vero, finora non è che poi abbia fatto molto: cerco, almeno di morire bene. Ce la metto tutta e vedo cosa sono capace di fare».

Quando stai per morire - e lo sai - ascolta della musica. Se essa ti piace ed è "tua" quando la ascolti, le sue note si trasformeranno in una scala: la tua scala, sicura e preziosa. Su di essa, ti sarà più facile uscire dal corpo, e salire. Ho già detto di ricordare alcune vite passate e di quante volte la morte mi sia stata fedele compagna. Ma ora ti posso dire che la più serena delle mie morti fu miracolosamente accompagnata dal suono di una chitarra; ne ricordo ancora le dolcissime note!

Ogni momento, ogni situazione, ogni esperienza ti ha arricchito. Ora, morendo, non devi buttare dalla finestra tutte queste cose tanto preziose. Ciò che hai vissuto fa definitivamente parte di te, del tuo Io, in questo abito e in questa epoca. Più hai saputo vivere bene e intensamente, più il tuo spirito sarà vivo. Questa tua vita, una qualunque vita, è un setaccio che, attraverso esperienze diversissime, affina il tuo essere. Non temere: morendo, potrai portare con te tutto te stesso.

E a un certo punto, quando sarai arrivato sulla vibrazione giusta, apparirà su di te un punto luminoso... che si dilaterà sempre di più... pulserà allargandosi... e diventerà la porta attraverso la quale tu passerai.

Dobbiamo renderci conto che nessuno di noi è indispensabile, neanche per i propri figli. Pensare di dedicare tutta la vita ai propri figli è solo una forma di presunzione e di egoismo. Nessuno di noi è indispensabile o così importante da dover essere assolutamente ricordato, anche se ognuno è convinto del contrario.

Qualche tempo dopo la morte, a parte il dolore di chi resta, di noi sparisce tutto, e rimane solo un'idea: tutti preferiscono ricordarci da vivi. Se fossimo indispensabili, saremmo eterni! E lo siamo, infatti, ma da un altro punto di vista. Inoltre, ognuno deve vivere la propria vita e lasciare che gli altri vivano la loro. La vita appartiene solo ed esclusivamente al singolo e a nessun altro.

Tutto questo non avrebbe valore se non avesse una finalità, che è quella di far crescere qualcosa di molto più grande, un organismo in cui ognuno di noi rappresenta una cellula che deve esistere per fare le proprie esperienze.

Possiamo paragonare l'umanità a un albero che, da piccolo, deve crescere. Noi possiamo essere una parte sana o una parte malata dell'albero, non ha importanza. Prima o poi, tutte le foglie si staccheranno perché c'è sempre un autunno; ma in primavera sbocceranno nuove gemme, forse proprio dove prima c'era già una foglia.

È possibile programmare la propria morte? Per prima cosa è importante vivere bene. Spesso, si vive con l'animo dissipato, completamente assorbiti dal lavoro, preoccupati solo del domani, pensando: «La macchina potrò comprarla tra un anno... la casa dopo...».

Oppure, sospirando: «Signore, lasciami vivere almeno finché i miei figli saranno diventati grandi, affinché li possa aiutare».

E poi ancora: «Signore, dammi la vita affinché io possa vedere i miei figli ben sistemati con il lavoro, sposati... Fa' che possa vedere i miei nipoti camminare!».

E così naturalmente all'infinito. Sovente, sento pensare queste cose. Se queste sono le uniche cose per le quali viviamo, al momento della morte ci ritroveremo senza alcun passato, senza aver vissuto, dunque indegni di morire. La morte si trasforma così in un avvenimento brutto, tragico. Alcuni, per esempio, muoiono urlando di non voler morire, gridando, maledicendo tutti: questo non è, senza dubbio, il modo migliore per morire.

Sarebbe bello, invece, che tutti potessimo arrivare a quel punto con il sorriso sulle labbra, con serenità, con semplicità, preparati a un avvenimento unico e irripetibile.

Ricordiamo: un modo per aiutarsi è quello di cominciare ad aiutare gli altri, magari rispettando la morte altrui come se fosse la propria.

Oppure, su un piano più terra-terra, sistemando le cose che più ci stanno a cuore, facendo testamento, lasciando scritte le ultime volontà, le ultime scelte, in modo da non essere disturbati, al momento del trapasso, dalle cose lasciate in sospeso. Programmare la propria morte significa anche porsi domande come questa: «Cosa resterà di me dopo? Cosa potrò fare con quello che ho? Se dovessi morire questa notte, ponendo sulla bilancia quello che ho fatto e quello che avrei potuto fare, quale sarebbe il risultato? Le cose che avrei dovuto e voluto fare... e quelle che invece ho fatto...».

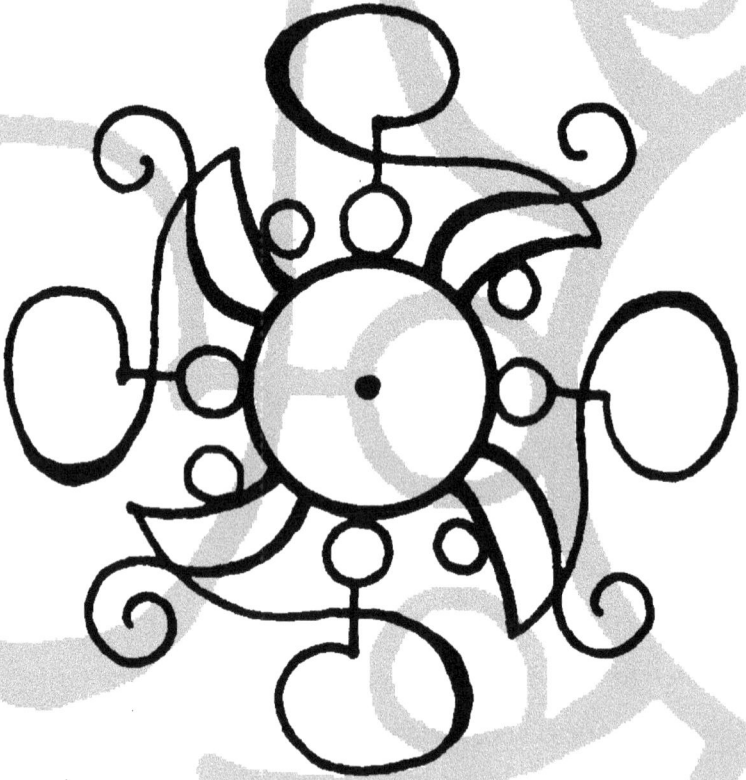

LE VITE XX

L'unica contentezza
è l'amara consapevolezza
dell'attimo
che ho appena vissuto
e dell'avvicinarmi
all'ultimo momento.
Poi non potrò più tormentarmi
né potrò capirlo
perché non esisterò più.

Ognuno pensi al se stesso di un minuto fa: ci rendiamo conto facilmente che il nostro Io di un minuto fa non esiste più. Se siamo adesso, non siamo più a un minuto fa. Lo stesso discorso può essere applicato al se stesso di cinque o venti minuti fa. In questo minuto ognuno ha costruito qualcosa di nuovo dentro di sé. ognuno di noi è il risultato di quello che costruisce su se stesso. Noi ci pensiamo sempre riferendoci al passato, mai al futuro: se questo non ci limita, può essere corretto, in quanto oltre il nostro eterno presente, quando ne abbiamo coscienza, siamo anche quello che, su di noi, abbiamo costruito. Nessun istante vissuto è riproducibile da tutto il resto dell'umanità, è unico e, come tale, ha un valore e una nobiltà enormi; e bisogna imparare a viverlo, a passarvi attraverso.

È bene fare ogni tanto questa considerazione. Un attimo fa, mentre pensavo queste frasi, ero convintissimo di vivere quel momento della mia esistenza; mentre ora vedo dal di fuori il me stesso di un momento fa che sta vivendo quell'attimo, ormai trascorso e irripetibile.

Quel momento fa è stato vissuto intensamente? È stato vissuto come meritava? Oppure è stato un momento del tutto anonimo nel fluire del tempo e nulla più? Devo considerare che, dal momento che prima di morire rivedrò come in un film velocissimo tutta la mia vita, rivivrò questo momento. Allora sarò qui, che sto pensando alla mia morte. E ricorderò di averci meditato sopra, ricorderò quello che sto dicendo in questo preciso istante. Se ora ho imparato qualcosa, questo qualcosa allora mi servirà!

Al se stesso che sta morendo, si può fare un discorsetto come quello che segue: «Ricordi, quando, su quel libro, hai letto tutte quelle informazioni riguardanti la morte? Ebbene, ora sei nel momento in cui le vivi. Quindi, hai l'occasione per verificare se hai vissuto bene, se ti sei preparato, se hai messo in pratica quanto hai letto».

Allora, per evitare il panico che prende molti, cerchiamo di seguire tutti quei suggerimenti che ora stiamo leggendo e che, al momento cruciale, ci passeranno di nuovo davanti agli occhi, permettendoci di viverli attimo per attimo come rivivremo tutti gli avvenimenti della vita: dai fatti insignificanti, come quella caduta a tre anni, fino alle cose più grandi, come la prima volta in cui hai fatto l'amore. Ognuno di questi fatti passati sarà un presente vissuto come staremo vivendo la morte, in quel preciso istante.

Prepariamo, quindi, fin d'ora, con cura, il discorso della nostra morte perché, con certezza, ripasseremo attraverso questi istanti e cerchiamo di farlo nostro il più possibile, di utilizzarlo alla fine del film. Alla fine di un film, c'è sempre qualcosa che fa riferimento all'argomento principale, a quella che è stata la trama. Lo ripeto ancora: se non si impara a vivere bene, a vivere ogni momento nel modo più intenso, è inutile parlare di saper morire.

Vivere bene, da un altro punto di vista, può significare vivere secondo le proprie idee, senza farsi condizionare da quelle altrui, in nessun caso, in nessuna occasione. Vivere la propria vita, in qualunque epoca, facendo sì che, tranne che in casi eccezionali, nulla la condizioni.

O, se il condizionamento deve esserci, siamo noi a sceglierlo. Una scelta iniziatica, ad esempio, prevede una vita trascorsa avendo scelto il proprio condizionamento. Ma è, appunto, una scelta. È come un seme che decide di germogliare su un terreno piuttosto che su un altro. Chi sceglie così è perché ne ha avuto motivo, è il suo motivo sincronico.

Lo stato di coscienza è un modo di sentire le cose, di vivere le situazioni, che varia secondo i momenti. Quando ci alziamo male al mattino, abbiamo un certo tipo di coscienza, che porta a valutare i problemi secondo quel particolare stato d'animo. Quindi, la nostra valutazione dei fatti varia continuamente, in relazione ai nostri stati di coscienza.

Occorre tenere presente questo dato, perché è molto importante: noi siamo sempre un eterno presente e la valutazione del nostro Io è strettamente condizionata dallo stato di coscienza del momento. Perciò, nell'attimo in cui moriamo, rischiamo di essere legati a quello che è il nostro ultimo eterno presente.

Riuscendo a vivere bene il nostro adesso, creandoci degli stati di coscienza sereni, belli, ci prepariamo a una buona morte. È come dare una pulitina in casa: potrà essere poco, ma intanto serve a rimettere in ordine e a spolverare la sedia su cui ti dovrai sedere.

Quando una persona muore, muore fisicamente per rinascere a un'altra vita. Rinasce proprio in un modo analogo a quello fisico: quindi, deve nuovamente imparare a muovere i primi passi. Questo le riuscirà tanto più facile quanto più rapidamente sarà riuscita a staccarsi dal corpo fisico. In questo caso può essere aiutata, oltre che dalla sua preparazione, dall'incontro con persone già morte che, dunque, sanno come comportarsi. Questa è una possibilità tanto bella quanto rara. È però importante anche la presenza fisica di altre persone che siano in grado di inviarle pensieri d'amore. Anche questa è una cosa molto bella, che tutti possiamo fare con semplicità.

Affinché possa avvenire un distacco completo dell'Io dal corpo fisico, occorrono settanta giorni, che sono estremamente delicati.

Si tratta dei giorni più duri, più difficili da passare; si tratta del tempo che la natura concede a un essere che muore, per staccarsi completamente dall'involucro fisico e prepararsi a percorrere una nuova strada. Sono giorni difficili soprattutto per chi non vi è preparato, perché rimanere attaccati a un corpo che si sta rapidamente decomponendo, e non sapere bene cosa fare, non è una cosa piacevole. I più fortunati hanno accanto degli amici, che li aiutano a superare questo periodo.

Ci sono delle tribù che, per aiutare i propri morti, ne bruciano il corpo e ne mangiano le ceneri. Ci sono popoli che considerano una gran festa il momento della morte, e hanno ragione, perché è una condizione per fare un passo avanti.

A qualcuno può capitare di ricordare le morti passate e questo può essere in parte di aiuto. Dico "in parte" perché, al momento cruciale, l'emozione può giocare brutti scherzi, così pure le considerazioni che si possono fare sulla vita trascorsa poiché, in quegli attimi, come ho già detto più volte, si rivede tutto alla maniera di un film.

Quando moriamo, cessiamo di usare un corpo, smettiamo un vestito per indossarne un altro, che ci permetta di fare esperienze nuove, diverse. E continueremo a incarnarci fino a quando non avremo capito alcune regole essenziali: noi non siamo indispensabili; noi dobbiamo vivere la nostra vita.

Si può morire in molti modi e per cause diverse; vediamo ora, insieme, alcuni possibili tipi di morte. Sei al volante della tua auto, diretto a casa o al cinema, assorto, magari, in qualche problema di lavoro. All'improvviso, due fari si parano davanti a te; sei colto così di sorpresa che non hai il tempo di reagire. È l'incidente: l'auto si schianta. Da quell'istante, le tue capacità percettive funzionano al rallentatore: vedi gli avvenimenti con estrema lentezza. Non senti il dolore, non hai nemmeno l'idea del dolore. Non ti rendi conto di cosa è accaduto. La mente, con il suo attaccamento alla vita, rifiuta di accettarlo. Di colpo tutti i rumori spariscono, tutto si muove con estrema lentezza, anche se il tuo corpo è stato sbalzato dall'abitacolo e scagliato lontano.

Ogni attimo diventa un mese, un anno. Subito rivedi, come in un film che scorre a velocità enorme, tutta la tua vita, la rivedi come se la rivivessi in quel preciso istante. L'attaccamento alla vita ha l'effetto di prolungartela.

In quei momenti, il tuo Io è all'esterno e guarda il tuo corpo fisico: nota ogni particolare, nulla sfugge alla sua attenzione. È come se le pareti tra conscio e inconscio cadessero, permettendo di recepire tutto quanto con grandissima chiarezza. Solo dopo, quando hai rivissuto tutta la vita, e la macchina continua a rotolare, allora ti rendi conto di ciò che può succedere. «Cosa mi sta capitando? È impossibile che capiti proprio a me! A me non può capitare».

Questo è il primo pensiero che assale in simili frangenti; non è una nozione che ricavi dai libri o che ascolti in giro, però è un'esperienza che capita a tutti.

A volte, avvenimenti di questo tipo possono essere percepiti un istante prima che si verifichino o, addirittura, può trattarsi di una punizione che ci infliggiamo da soli.

Molti incidenti avvengono proprio per questo motivo: spesso la morte non è casuale ma, come abbiamo già detto, si tratta di suicidio inconscio. È il desiderio di morire in quel certo modo e momento che si avvera e, se decidiamo di procurarci un incidente, questo avviene esattamente come il nostro inconscio lo ha programmato.

Abbiamo dunque un rallentamento delle sequenze, la scomparsa di suoni e rumori che tornano solo in alcuni casi: le emozioni passate, la sveglia, l'ufficio, il dentista, i momenti in cui sono capitate brutte esperienze; quindi, tutto il film della nostra vita con una valutazione spontanea di ciò che si è fatto di bene e di male.

Queste sono le cose che ci passano davanti. Di cose belle, da ricordare, ce ne sarebbero tante; basterebbe saperle apprezzare. Il guaio è che spesso non siamo in grado di dare valore alla nostra vita. Quante volte ci si comporta come degli automi? Ciò che si guadagna lo si spende per nutrire il corpo e non lo spirito, e nei momenti di relax si va a ballare, al cinema e poi si ricomincia: dormire, lavorare, guadagnare...

Torniamo all'incidente. Facciamo l'ipotesi che sopravvenga la morte. In quel momento, ti senti letteralmente strappare dal tuo corpo e ti trovi, di punto in bianco, fuori, ma ancora legato, in un certo modo, al corpo fisico. Soprattutto, ti scopri privo di preparazione. In quel momento tutti i tuoi pensieri sono puntati sugli avvenimenti che stanno accadendo. E non ti rendi conto di essere morto! Addirittura potresti essere convinto di non aver subito alcun danno, mentre il tuo corpo è straziato. A quel punto, ti alzi da terra, ti dai una rassettatina agli abiti e ti avvicini ai curiosi che stanno facendo capannello per gustarsi l'incidente. Rivolgendoti a loro, tanto per rassicurarli, dici: «Per fortuna non mi sono fatto male». E quelli nemmeno ti rispondono, come se non ti sentissero. Tu, allora, li tocchi ed è come se non toccassi nulla – al massimo, chi viene toccato può avere l'impressione di sentire un alito freddo sul collo o di essere sfiorato da un insetto – ma tu continui a non renderti conto di essere morto. Allora, supponiamo, decidi di tornare a casa; arrivi a casa, fai le scale, suoni il campanello senza rumore e riesci a entrare, in qualche modo: ma nessuno si accorge di te.

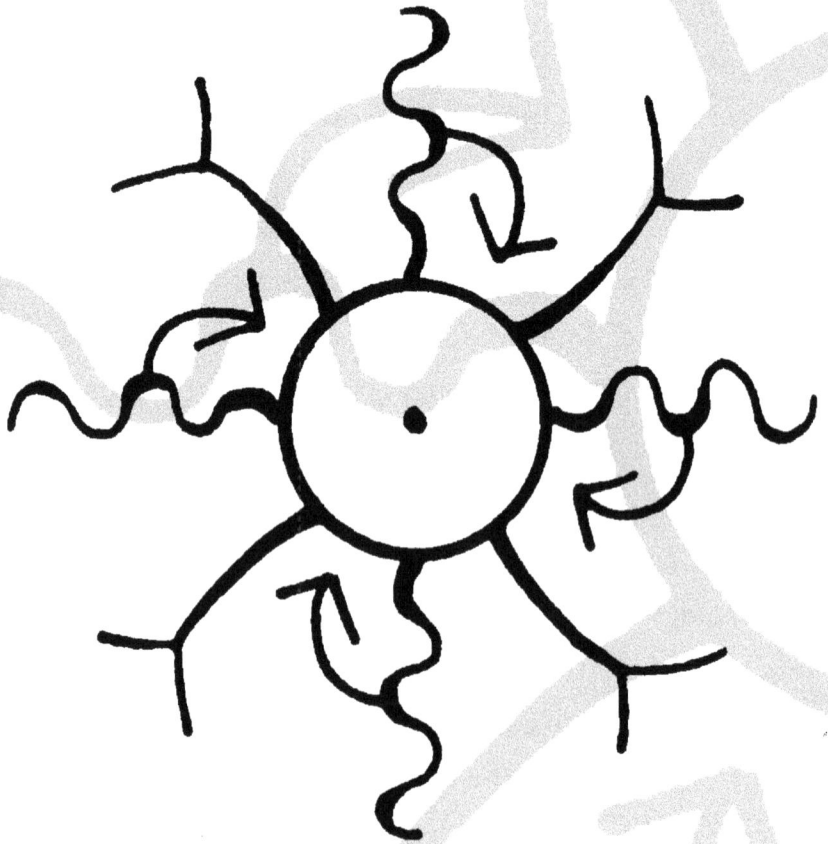

IO II.

E chi sono io?
Che sono?
A che esisto?
Che cerco?
Chi mi saprà rispondere
avrà scoperto cos'è la vita.

Forse chi è rimasto a casa non sa ancora della tua morte. Oppure l'ha appena saputo ma non ti vede, non ti sente perché, per lui, sei rimasto sul luogo dell'incidente.[8] Le cose, poi, si complicano, con il passare dei giorni. A poco a poco, cominci ad avvertire qualcosa, come un cordone che diventa via via meno elastico, anzi si stringe e ti tira accanto al tuo corpo fisico, finché ti accorgi di non poterti più allontanare di molto, perché sei trattenuto accanto al tuo cadavere. Talvolta, si è addirittura costretti, da questo legame, a rientrare nel corpo; questo però dipende dal tipo di preparazione che si ha nei confronti della morte. Il cordone si allenta solo se si è aiutati. Capita, a volte, anche solo con un rito funebre religioso, a patto che l'officiante abbia una certa competenza e ci creda, condizione necessaria affinché qualunque rito possa rappresentare realmente un aiuto. Dal momento della morte – come ho già detto sopra – trascorrono circa settanta giorni, prima che ci si possa staccare completamente dal corpo fisico.

8. Falco ha raccontato un episodio simile, al quale ha assistito di persona quand'era ragazzo, nel libro *Racconti di un Alchimista*, Niatel 2011.

Altra eventualità che intendo prendere in esame è la morte per malattia, in età ancora giovane. Ecco: una persona di trent'anni accusa dolori alla testa; va dal medico, le fanno una dozzina di radiografie, il suo male si trasforma in un tumore. Quindi, a quella persona si prospetta l'eventualità di avere ancora pochi mesi di vita. Come si comporta una persona quando ne viene a conoscenza? Ha sufficiente maturità per accettare questo fatto o si trova a essere nata solo in quel momento?

Nella seconda ipotesi, possono sorgere in lei idee di rabbia e di disperazione. Può decidere di andare in giro per la città con un coltello, per lasciare un ricordo di sé a tutti i costi, non importa se nella pelle di qualcuno. Molto più spesso di quanto si possa immaginare, questa è un'idea che attraversa la mente di chi si trova in quelle condizioni. Ma c'è anche la persona un po' più serena, che ragiona più o meno così: «Va bene, mi restano pochi mesi di vita... posso crederci, posso anche non crederci... cercherò comunque di fare la mia vita, così come l'ho fatta fino a ora. E poi, succeda quel che deve succedere!». È una posizione di calma serenità.

Io consiglio, a chi viene a trovarsi in quella situazione, di valutare la propria vita con un esame di coscienza e di impegnarsi a vivere bene almeno gli ultimi tempi che rimangono. Vivere, supponiamo, gli ultimi mesi in modo che acquistino il valore di trent'anni almeno, perché non è vero che morire a trent'anni significhi sprecare la propria vita. Certo, generalmente ci si trova al massimo dell'efficienza; e spesso, si sta vivendo il momento più vasto e bello. Allora, non c'è altro da fare se non continuare a vivere con la stessa intensità il proprio presente e imparare, se non lo si è mai fatto prima, a prepararsi. Può essere un'occasione per meditare ed essere pronti a ciò che dovrà accadere, cercando di vincere la paura, sviluppando l'indifferenza, programmando bene tutto quello che dovrà avvenire.

Morire bene non significa lasciarsi morire alla prima occasione, rinunciare immediatamente alla lotta. Non dico che occorra invocare la morte come liberatrice dalla sofferenza. Morire bene significa anche lottare per la vita, ma dignitosamente, con coraggio e silenzio: morire senza disturbare, perché la morte è un intimo, prezioso bene.

Vediamo ora un altro tipo di morte: pensiamo alla persona che muore di vecchiaia. Di solito, essa muore più sola degli altri, perché ormai non produce più, dà fastidio, non serve a nulla, è solo di peso. Talvolta, purtroppo, una persona anziana che muore fa tirare un sospiro di sollievo ai suoi cari. «Dio, libera mio padre dalla vita, da questa sofferenza, egli è ormai vecchio...» È un pensiero potente, che viene giustificato come liberazione dal dolore; mentre, in realtà, è chi rimane che desidera essere liberato da un essere vecchio e inutile.

Oggi si è persa completamente l'idea dell'anziano saggio e ricco di esperienza, per sostituirla con quella del vecchio pieno di quattrini il quale, certamente, agli occhi degli eredi, appare avaro e attaccato alle proprie ricchezze, che si vorrebbe invece incamerare il più presto possibile.

Sono dell'avviso che, continuando a vivere un ritmo sveglia-lavoro-cena-dormire, una volta divenuti anziani non saremo per nulla ricchi di esperienza. Al contrario, saremo ricchi di tanta stupidità.

Ecco che allora, veramente, saremo degli essere inutili. Se non ci diamo da fare, il destino che ci saremo guadagnati sarà l'eutanasia.[9] Ciò che noi infliggiamo agli altri, un giorno si rivolgerà contro di noi.

Come possiamo sperare di essere accettati dai nostri figli, quando sarà giunto il nostro turno, se già oggi noi trattiamo in tal modo i nostri genitori? Se fai fare una brutta morte a qualcuno, sarai ripagato della stessa moneta, e tu stesso farai quella morte. Non solo, ma devi sapere che, nel periodo che stiamo vivendo, cioè l'inizio dell'Età dell'Acquario,[10] questo tipo di conti è destinato a non rimanere sospeso per l'incarnazione successiva, ma a essere saldato subito.

---

9. Falco ha più volte affermato che ognuno ha diritto a una morte dignitosa, perciò in ultima analisi anche a richiedere l'eutanasia. È importante però che essa sia una scelta consapevole della persona, non di coloro – parenti e operatori sanitari – che le sono intorno nei suoi ultimi giorni.

10. L'astrologia divide la storia in periodi di circa duemila anni, detti "ere", basati sulla precessione degli equinozi. Ci troviamo ora all'inizio dell'Era d'Acquario, annunciata come epoca di risveglio spirituale, caratterizzata dalla ricerca di nuove forme di aggregazione e condivisione tra gli individui.

Un altro tipo di morte è il suicidio. Occorre tenere presente che una morte per causa violenta non si ripete, se è stata un'esperienza vissuta intensamente; se, invece, è stata vissuta male o non è stata considerata, è possibile che venga ripetuta. Un suicida incontra moltissime difficoltà in più, proprio perché, di solito, non è assolutamente preparato alla morte. Questo avviene nei suicidi come fuga, quando cioè non si è in grado di accettare la vita. Per saper morire è indispensabile aver imparato a vivere. Darsi la morte, significa che non si è stati in grado di affrontare la vita, accettazione questa che richiedeva molto più coraggio che non la ricerca della morte. In fondo, cercare la morte non è poi così difficile! Idee suicide passano per la mente di tutti, in quanto fanno parte di ciò che tutti quanti dobbiamo provare a livello di esperienza: valutare, cioè, una possibilità di questo genere, anche se questo non significa che debba essere realizzata.

Molto diverso, invece, è il caso del suicidio di chi è in grado di capire la vita degli altri, che potrebbe essere chiamato suicidio iniziatico. Esso si verifica quando una persona offre la propria vita per salvare quella altrui.

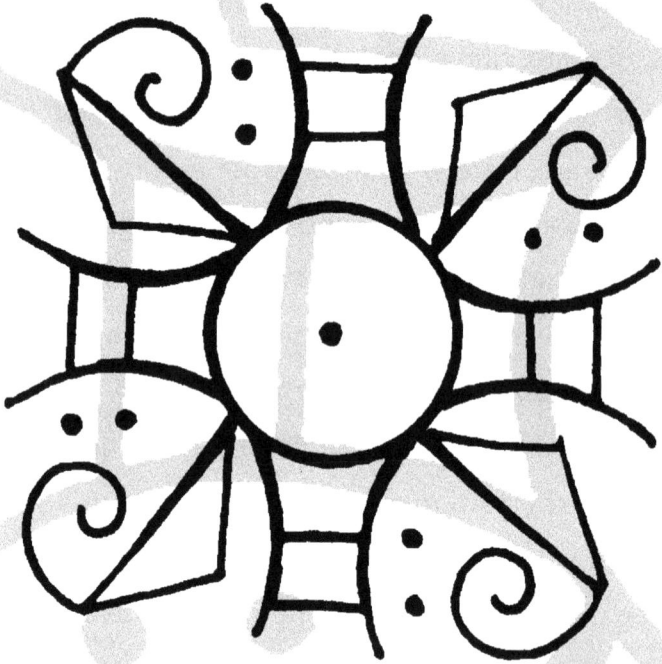

GUERRA ATOMICA

È esplosa la prima:
orrore di mani tremanti;
tuonò la seconda:
un carro di stracci
è ciò che di uomini
resta.
Con la terza fu l'ultimo urlo.
La quarta:
il grano non maturerà più.

Quando muore un bambino è tutto più facile. Di solito, se il bambino muore appena nato è perché quell'essere doveva fare ancora quel tipo di esperienza; gli mancava, per così dire, quel punto per fare un passo avanti. Questo passo avanti viene compiuto attraverso una nascita e una morte repentina. Si tratta, cioè, di una nascita compensativa, che ha il suo valore ai fini della reincarnazione. Quando il bambino muore qualche giorno prima del parto, invece, si tratta di una cosa diversa, in quanto il corpo non ospitava ancora alcuna coscienza. I problemi relativi a questo tipo di morte sono di gran lunga minori, perché si tratta di uno spirito molto libero, in quanto molto meno legato a tutte quelle cose che sarebbero sopravvenute in seguito, determinate dall'educazione, dal modo di pensare e via dicendo. Ricordiamoci che un bambino è puro istinto, quindi istintivamente agisce. I ricordi e le esperienze che userà saranno quelli della sua vita passata, e poiché l'ultima esperienza passata è stata la morte, se la caverà benissimo.

Un bambino di pochi mesi può svegliarsi una mattina ricordando, di colpo, di essere morto "poco tempo prima" in una battaglia navale o di aver amato molto la musica e così via. Molti casi di bambini prodigio non sono altro che efficientissimi collegamenti con una vita precedente.

Non solo, ma poiché il bambino è uno spirito pulito e puro, di solito la sua morte è abbastanza veloce, e assai spesso non esiste per lui la regola dei settanta giorni. Questo vale per i bambini che non hanno ancora raggiunto una certa età e che, quindi, non si sono ancora formati una personalità, cioè intorno ai quattro-cinque anni. Quando, invece, il bambino ha già acquisito una propria personalità, le cose sono un pochino diverse, avendo già egli sviluppato un chiarissimo modo di pensare.

Desidero fare ancora un accenno ad altri due tipi di morte, quella per esplosione nucleare e la cosiddetta "morte apparente".

Chi muore per un'esplosione nucleare viene danneggia-to non solo, come ovvio, nel suo corpo fisico, ma anche nei suoi corpi energetici, il che provocherà conseguenze nelle incarnazioni successive. Ho parlato, naturalmente, di corpi e non dell'anima, per quanto anche questa, sia pure di riflesso, possa accusare qualche inconveniente.

Statistiche e studi condotti in tutto il mondo affermano che avvengono ogni anno molti casi di persone credute morte che poi si risvegliano nella tomba. La legislazione di ogni Nazione prevede un numero minimo di ore che devono trascorrere tra la morte presunta e la sepoltura; certo, però, sarebbe assai meglio che, oltre al medico, fosse presente anche un sensitivo per confermare se si tratta veramente di morte o se non sia meglio attendere ancora un po' onde evitare ai malcapitati un'esperienza terribile. In alcuni Paesi esistono precauzioni in tal senso, come quella di infilare un ago nel cervello; anzi, molte persone richiedono tali prove nel timore di svegliarsi sepolte vive.

Quasi sempre la morte è accompagnata da paure, che si possono riassumere in tre tipi principali. Il primo tipo è la paura della morte in sé, perché non si sa cosa sia; l'altro è la paura della sofferenza, che si pensa accompagni la morte, e questa forse è la paura più grande. Il terzo tipo è la paura della morte, per paura. Paura di avere paura, quindi, che è tutt'altro che trascurabile, perché suggestiona. È molto simile alla paura più diffusa nell'umanità. La maggior parte delle persone che vengono curate sono proprio malate di paura: paura del dolore, paura della sopravvivenza, paura della morte, perché se muoio chissà cosa succede... e via dicendo.

Ebbene, sono tutte paure inutili, perché chi muore viene dimenticato da tutti, dopo l'emozione dei primi momenti, e fa la sua strada da solo. Come è giusto che sia. Ognuno vive una vita che non è più trascurabile né più importante di quella di un altro. Perciò, da questo punto di vista, che muoia un grande Capo di Stato o l'ultimo poveraccio, non c'è differenza: la relazione tra la morte del primo e quella del secondo è sempre la stessa, anche se gli echi sono immensamente diversi. Quella di un individuo che ha segnato un'epoca è sempre solo una morte, ed è solo un attimo ciò che egli ha segnato. Passato l'attimo, le condizioni saranno completamente diverse, ed è inutile innalzare grandi tombe ai personaggi illustri, le generazioni successive le utilizzeranno solo per i turisti.

Spesso la nostra mente abbina morte a dolore, mentre la morte non è mai sofferenza, e dolore è, in realtà, paura del dolore. Durante la morte nessuno soffre; è come se, dopo un lungo viaggio nel deserto, ci trovassimo, a un tratto, in un'oasi, allorché sopravviene un senso di pace e di rilassamento, un sentimento che fa pensare: «Finalmente!».

82 Solo a quel punto ci rendiamo conto che l'elemento nel quale ci muovevamo prima non era il nostro; era un elemento utile, forse, per l'esperienza che ci ha dato ma, tutto sommato, non degno di noi. Ciò che, di solito, colpisce è la paura del male fisico, più che della morte. La seconda è soltanto una conseguenza della prima, anche se la tendenza comune è quella di identificare la paura della morte con la paura del dolore-della-morte. A questo punto, meno sei sporco di terra, meno sei "sporco di umanità", più facilmente riesci a prendere e a fare tua quest'idea. È una cosa bellissima perché è la vera dimensione dell'essere umano:

è il momento del passaggio, il momento più importante dell'esistenza.

Ripeto: un senso di pace e di tranquillità, nessun dolore. In quel momento, ognuno è solo con se stesso e avverte, finalmente, uno sprazzo di quello che può essere la Divinità, la "cosa" verso la quale andrà dopo.

Nel momento in cui si gira la pagina di un libro, per un attimo la luce vi si riflette: morire è come girare una pagina, in quel momento si percepisce uno sprazzo di luce. Nel momento della morte, ognuno è solo con se stesso, mentre i sensi cominciano a spegnersi uno a uno, fino all'udito, che è sempre l'ultimo. Alla fine, rimani soltanto tu, che non sei vissuto in relazione a quanto volevi che gli altri pensassero di te. Ora, tutti i discorsi fatti dagli altri, le opinioni su di te sono soltanto foglie secche spazzate dagli avvenimenti. Rimane il tronco dell'albero, che sei tu. Un piccolo inverno.

È importante, ogni tanto, rimanere un po' con se stessi. Consiglio di fare, qualche volta, questo esercizio spirituale.

Anziché le solite vacanze dissipate, perseguitato dalla folla e dal chiasso, con uno spostamento dal caldo della città a quello della spiaggia, prova, ad esempio, a chiuderti nel tuo appartamento, abbassa le persiane e rimani per qualche momento in tranquillità, raccolto in te stesso, a meditare.

Momenti come questi sono stazioni di rifornimento per il treno della vita, che va avanti, va avanti e, a un certo punto, si ferma a una stazioncina per riposarsi un po', per fare il punto, per vedere cosa ha realizzato fino a quel momento. Senza mettersi a considerare particolari argomenti: ciò che conta è imparare a rimanere soli con se stessi e a "sentirsi", decidendo di stendersi sul letto, con braccia e gambe leggermente divaricate, come per il viaggio astrale, per sentire il proprio corpo e iniziare a praticare una respirazione lenta e profonda.

Può accadere che, per la prima volta si impari ad ascoltare il proprio corpo, a rendersi conto di come è fatto; scoprire di avere un paio di piedi, ognuno dei quali ha cinque dita, con un mignolo e un alluce, e rendersi conto di non averci mai pensato prima, se non quando facevano male.

Si può scoprire – guarda un po' – di avere un neo sul fianco destro: poiché fa parte di sé, è bene sapere di averlo, rendersene conto. Questo semplice esercizio, questa contemplazione di se stessi, aiuta a rendersi conto di esistere, a rendersi conto del vivere adesso.

E poi pensiamola, la morte: a quelli che rimangono, alle cose che restano da fare, all'oblio... In tal modo, inizieremo a prendere confidenza con lei, a parlarle. E lei ci sarà amica.

Programmare la nostra morte può essere un pensiero che ci lascia all'inizio un nodo in gola. Ma una persona matura deve essere in grado di farlo, anche a beneficio degli altri. Sarà bene occuparsi, perciò, di aspetti molto pratici, dal disporre come dovranno essere regolati gli interessi tra i figli, in modo che ognuno abbia la sua parte, allo stipulare – perché no? – una polizza assicurativa sulla vita, in modo da non lasciare una famiglia in difficoltà. Programmare è anche un modo per esorcizzare la propria morte. Anche questi sono, a loro modo, dei riti della buona morte. E spero che nessuno si scandalizzi solo per questo.

Potrà sembrare un discorso duro sia da parte del medico, che dovrebbe dire certe cose al malato, sia da parte di quest'ultimo, che deve sentirselo dire senza impazzire: «Guarda che ti rimangono due mesi di vita, poi più nulla». Sono d'accodo: occorre trovare la persona in grado di dirlo e quella in grado di ascoltarlo; dipende da ognuno di noi. Perché – lo dicevamo prima – si può reagire con l'incredulità oppure con la disperazione: «Ah, è così? E va bene... tanto morire bisogna; prima o poi, non cambia molto. Vedrò almeno di morire nel miglior modo possibile».

86

La situazione è poi complicata dai parenti, i quali conoscono la gravità della tua malattia, ma non osano parlartene. Chi può assicurare loro che tu sia preparato a ricevere, senza drammi, la notizia? E questo è, in effetti, un problema di estrema delicatezza. Ma se hai un minimo di sensibilità, noti il loro atteggiamento cambiare verso di te... e ti viene qualche sospetto. Infatti, dopo alcune visite e altrettanti esami clinici che danno ampie garanzie che non hai niente, cominci a vedere i familiari intorno a te divenire affettuosi, premurosi come mai sono stati prima, e anche i parenti, compresi quelli che da almeno vent'anni non vedevi, che vengono a trovarti e se ne vanno con gli occhi gonfi di pianto. A questo punto, non sarebbe strano che ti venissero in testa certe idee: «Ma allora, non resterò qui molto a lungo...».

A volte, come conseguenza, nascono nella mente dell'ammalato dei giochi di pensiero molto strani, per esempio, le gelosie: «Ma adesso, se muoio, cosa farà mia moglie? Si risposerà o no? Io, però, vorrei che non si sposasse più». Sono gelosie curiose, che nascono proprio in queste situazioni; sono modi di vedere prodotti dagli stati di coscienza che sorgono e si modificano a seconda dei momenti.

E chi ha molti parenti noiosi, può pensare con un pizzico di umorismo: «Finalmente riuscirò una buona volta a levarmi tutta questa gente dai piedi!». La serenità, in tali situazioni, dipende dal tipo di famiglia. Se tutta la famiglia ha una preparazione di carattere esoterico, certo ci saranno la forza occorrente per dire certe cose, da una parte, e la gioia di sentirsele dire, dall'altra. Perché può essere veramente una gran gioia!

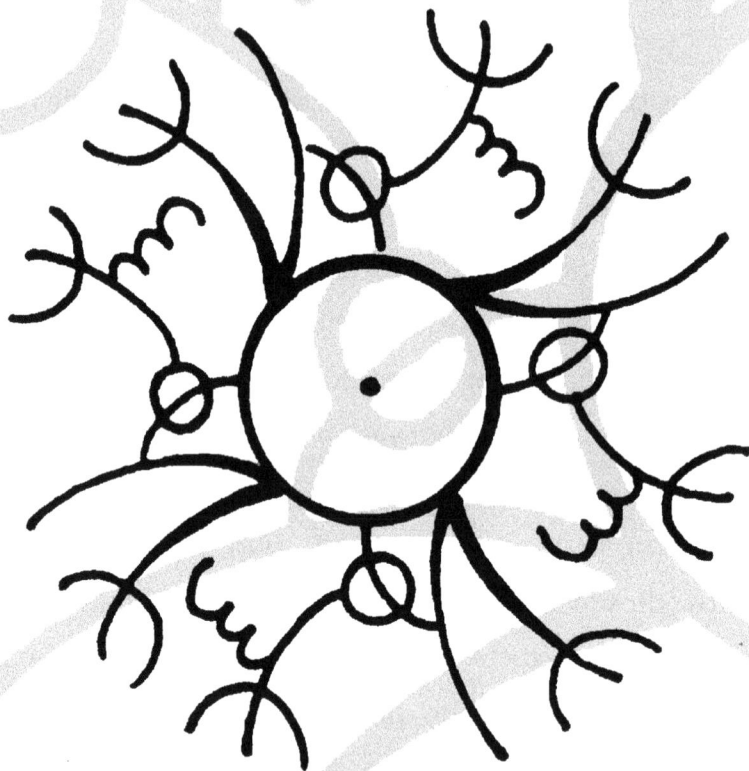

RICONOSCENZA

Grandi Uomini
dei tempi andati
una cosa sappiate
indignatevi
che i vostri monumenti
solo servono
ai colombi.

Anticamente, presso alcuni popoli, si usavano addirittura le feste della morte. Quando si sapeva che una persona sarebbe morta, glielo si diceva; anzi, alcuni lo annunciavano persino di persona. Naturalmente, presso quei popoli, gli individui erano preparati; si curava questa preparazione sin da bambini. Quindi, il morituro si disponeva come per una festa; salutava tutti i parenti perché sarebbe partito per un lungo viaggio: «Io me ne vado, vi saluto. Forse ci rivedremo in altre occasioni... Cosa ho ancora da da fare? I desideri che mi restano cercherò di realizzarli adesso. La cosa più importante, comunque, è vivere con consapevolezza questo momento solenne, che è il mio momento magico». Ricordo che, in fondo, la morte è un battesimo: morire bene ci porta sulla strada giusta.

La vita può essere paragonata a un banchetto: arrivi, prendi posto tra gli altri commensali già presenti e inizi il tuo pasto. Mangi il primo, la tua giovinezza; mangi il secondo. A volte il secondo non c'è; oppure non ce la fai ad arrivare al caffè o al gelato, perché ti devi alzare da tavola. Oppure, arrivi alla fine.

C'è comunque il momento in cui devi alzarti, salutare quanti hai incontrato a quel banchetto e andare per la tua strada. Così come, a turno, anche gli altri se ne andranno per la loro.

«Ecco, ho finito di mangiare, devo alzarmi per andarmene. Prima, dovrò salutare le persone che mi sono trovato accanto, che hanno consumato questo pasto con me. Abbiamo passato insieme poche ore e spero di aver lasciato in loro una buona impressione.»

C'è anche chi vuole lasciare un ricordo a tutti i costi, comincia a versare il vino, a ridere sguaiatamente e lancia sul pranzo un segnale poco armonico. Quindi, avrà rovinato il pasto e non avrà senz'altro una buona digestione.

La morte, infatti, è il momento della digestione, è il momento in cui si elabora quanto si è mangiato a pranzo e se ne vedono i risultati. Risultati che possono essere di tre tipi: hai mangiato troppo e disordinatamente, e allora vomiti, sciupando così quanto hai mangiato al pranzo. Oppure, hai mangiato a sufficienza e avrai una buona digestione; hai fatto un buon pasto e perciò vai avanti, ti prepari a dormire aspettando di alzarti il giorno dopo per iniziare una nuova vita, nutrirti di nuovo cibo che faccia crescere la tua anima e la tua esperienza. Il terzo tipo di risultato è quello di chi si è messo nella situazione peggiore. Non è stato né carne né pesce, ha scelto cioè la via di mezzo, quella di non compromettersi né in un modo né in un altro.

Si può diventare un grande santo, ma è addirittura preferibile essere un gran bastardo piuttosto che vivere una tiepida via di mezzo. Il santo avrà insegnato agli altri come stare a tavola; il bastardo lascerà almeno un segno che potrà, comunque, far riflettere gli altri. Chi avrà vissuto la via di mezzo, ossia la mediocrità, non avrà fatto nulla, neanche per se stesso. Avrà consumato la propria vita sbagliando completamente la relazione da instaurare con gli altri. Sarà vissuto né per aiutare, né per fare bella figura, avrà fatto solo la sua sbiadita, mediocre, figuretta. Si sarà illuso di mangiare al tavolo del re, mentre in realtà si trovava al tavolo dei porci.

Vivere bene significa vivere il proprio momento, conoscendo e comprendendo a fondo il proprio ruolo e ricordando la norma esoterica: "Mira in alto". Se miri in basso, mancherai il bersaglio; se miri in alto, la tua freccia si pianterà nel sole. Il fine della vita, alla luce della mia esperienza, è la Conoscenza, in quanto Dio è Conoscenza; quindi, perseguire Dio, attraverso la Conoscenza, è lo scopo della vita. La Conoscenza di Dio passa attraverso le sue varie facce, cioè i diversi aspetti della verità: la verità, infatti, è un cristallo dalle infinite sfaccettature, del quale noi vediamo solo quella che riusciamo o che ci è concesso vedere. Ma il nostro compito è riuscire a considerare il maggior numero possibile di sfaccettature.

Invito a considerare la vita come una sonata per pianoforte, dove ritmi e movimenti si susseguono in un tutto armonico, studiato nei particolari. Buona parte degli uomini considera, invece, la vita una strimpellata, vale a dire un susseguirsi di note casuali, dettate dall'alternarsi di emozioni fugaci, cioè da scopi e fatti che nulla hanno a vedere con il conseguimento della Conoscenza e neppure con la dignità di uomini.

Questo non è il modo di vivere. Dovremmo riuscire non tanto a programmarci la vita, che significherebbe vivere domani, ma a programmare ogni nostro momento, ogni "adesso", e viverlo intensamente.

È interessante notare come altre persone abbiano paura non tanto della morte, quanto dalla presenza del morto: non sono preparate e quindi non capiscono la morte. Il morto non è pericoloso, non è una persona che possa fare del male, bensì una persona che va aiutata.

Ho assistito, una volta, a una scena eloquente: portano in ospedale una donna svenuta; gli infermieri la sollevano dalla barella per sistemarla sul lettino. Per effetto di un rilassamento dei muscoli che si verifica in quelle particolari condizioni, quella donna si fa la pipì addosso e bagna un infermiere; quello non fa una piega: «Povera donna, sono cose che succedono». Dopo circa un quarto d'ora, arriva la notizia che quella donna era morta. L'infermiere si guarda il camice ancora bagnato ed esclama: «Che schifo!». Tutto questo perché la donna era morta, anziché svenuta.

Il frutto delle nostre idee e delle nostre azioni viene trasmesso geneticamente ai figli e da questi ai nipoti. Quando essi avranno raggiunto una certa età, esprimeranno quanto hanno ereditato dai genitori, in tutta una vita. E non mi riferisco solo a quello che essi sono stati fino al momento del mero concepimento; il figlio continuerà a prendere dal padre fino a quando questi vivrà, perché continuerà a unirli un legame che possiamo definire telepatico. E il padre gli darà non soltanto con l'esempio, ma proprio a livello genetico.

È un po' come quello che avviene con i figli dei tossicodipendenti, quei neonati a cui deve essere somministrato del valium per calmare la crisi di astinenza. Ma anche un altro tipo di droga, la droga della vita, viene trasmesso ai figli e a tutte le persone che vivono accanto. Si influenza sempre la vita di chi è vicino e dei figli in modo particolare: vivendo bene, si trasmetterà questo atteggiamento e vivranno bene i figli e quanti da essi nasceranno.

Non è una cosa orrenda far vedere un morto a un bambino; anzi, è una cosa bella, perché nessun bambino si spaventa, a patto che non si faccia di tutto per spaventarlo!

In tal modo i bambini potranno essere loro ad aiutare una persona defunta. In alcuni Paesi, esiste addirittura l'usanza di far baciare il morto ai bambini, ed è una cosa molto bella! Che diventa però molto brutta se i genitori, che hanno schifo, lo lasciano trasparire ma obbligano tuttavia il piccolo a baciare il morto, causandogli, in tal modo, un trauma.

Impariamo un'altra cosa di grande importanza: a contemplare la nostra vita. Vivere riconsiderando continuamente il modo in cui si vive, vivere con un buon accompagnamento al pianoforte; con un ritmo-base che ha il suo valore. E allora suoneremo spartiti molto più ricchi. Un conto è suonare una marcia funebre dalle note lunghe, basse, molto spesso ripetute; ben altra cosa è suonare un minuetto, cioè un vero ricamo sulla nostra vita.

Troppo spesso dimentichiamo queste possibilità, anche perché gli altri, magari senza volerlo, fanno di tutto per sciupare le nostre armonie. Se viviamo così la nostra vita, in modo più intenso, ogni istante con una maggiore presenza, ci rendiamo conto che la vita di un disoccupato, di un professionista, di un Capo di Stato hanno lo stesso, identico valore.

Dopo la morte, ci si prepara per una nuova incarnazione. Affronteremo ancora una volta la morte, imparando così qualcosa di nuovo, di utile per la nostra evoluzione. In alcuni casi, è utile conoscere, coscientemente, il motivo per il quale ci si è reincarnati; in altri, no.

Come avviene la reincarnazione? In alcuni casi è molto veloce. Prendiamo come esempio un incidente stradale. Dopo l'urto, esci dal corpo, fai tutti quei tentativi di cui abbiamo parlato prima, per farti riconoscere, poi svieni. E, un momento dopo, riapri gli occhi, ti senti sculacciare, senti la tua voce che è quella di un neonato, senti il tuo corpo nuovamente caldo. Quanto tempo è passato? Per la sorpresa, per il trauma, dimentichi di colpo quanto è successo prima. Non sempre, però, il ritorno è così veloce; in molti casi, l'attesa di un nuovo corpo è assai più lunga.

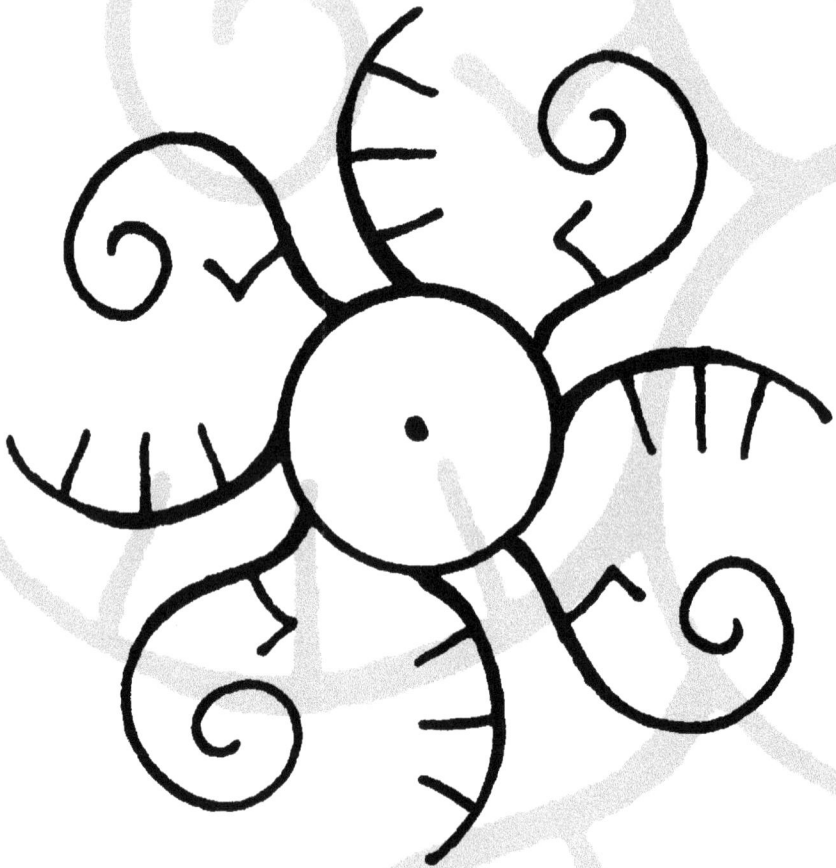

TOMBE

Una lastra di cielo
sarà coperchio alla mia tomba
saranno le spire della terra
i muri mi porterà il vento
il buio sarà la mia luce
l'infinito ed il nulla
la mia terra
e più non conoscerò l'alto
il basso, il largo
e il profondo ma sarò al centro
ed in ogni luogo
e nel nulla.

Fermiamoci per un momento sull'indifferenza con la quale abbiamo considerato fino a ora, la morte degli altri. Trattandosi di un altro, soprattutto se non si hanno legami affettivi con chi è morto, tendiamo a disinteressarcene. Fino a quando la morte non ci tocca, riguarda solo gli altri. Ognuno di noi si considera eterno, fino a quando non comincia a morire. Ma poiché comincia a morire nel momento stesso in cui nasce, non illudiamoci: la vita, se vogliamo, non è che una lunga agonia. Sta a noi renderla piacevole o almeno dignitosa!

Il primo rito della buona morte, quello che tutti possiamo sempre eseguire, è quello di usare bene il pensiero. Immaginiamo di trovarci davanti alla morte di una persona cara: cosa faremmo? Pensiamoci mentre questa persona è ancora in vita. Il marito, la moglie, i genitori, un figlio... Generalmente, si rifugge da un tale pensiero; si vogliono evitare i traumi, la disperazione e quanto di brutto li può accompagnare. Però, poi, ecco che l'evento si verifica, quando meno uno se lo aspetta, quando meno uno è preparato.

Non si tratta di un pensiero negativo; anzi, può addirittura diventare un pensiero sdrammatizzante, un pensiero che fa da amuleto. Se programmerai la tua morte, preparandola come l'avvenimento della tua vita, anche nella visione degli altri vi sarà questa stessa disposizione.

Il funerale non deve essere una fiera del dolore e del pianto, ma una tranquilla passeggiata, che accompagna il defunto nel luogo dove questi – o, meglio, il corpo fisico di questi – dovrà riposare per un certo numero di anni. A chi è dotato di sensitività particolarmente sviluppata, può capitare, seguendo i funerali, di trovarsi a fianco a fianco con il morto e di intrattenersi con lui. E quando se ne incontra uno che ha il senso dell'umorismo, si possono ascoltare battute di questo genere: «Eh eh... stiamo andando a spasso. Vediamo un po' chi c'è al mio funerale. Manca la tal persona, non si è neanche fatta vedere. Ma guarda invece l'altra che è venuta, non me l'aspettavo proprio, mi fa davvero piacere!».

È meglio seppellire il defunto nella terra che non nei loculi, in modo che ciò che dalla terra è nato, alla terra possa ritornare.

Esiste un problema di frequenze[11] e la liberazione del proprio essere è più veloce, più armonica, quando si è seppelliti nella terra. Meglio ancora se la bara è sottile e non di zinco, in modo che il corpo segua un processo di regolare disfacimento. È assurdo voler conservare il corpo a tutti i costi, ed è anche dannoso, poiché più rapidamente il corpo si disfa, più rapidamente la persona si libera. Se però la persona preferisce il loculo, il suo desiderio va rispettato: lasciamo che anche in questo ognuno si liberi come meglio crede, anche se, sulla base di queste informazioni, sappiamo che sbaglia.[12]

11. Più volte, in questo testo, abbiamo usato il termine "frequenza". Frequenza è sintonia, compatibilità di qualcuno con qualcosa. Per ascoltare la radio, ad esempio, sintonizziamo il nostro apparecchio su una precisa frequenza. Allo stesso modo, quando diciamo che esiste un problema di frequenze con la terra, intendiamo quella particolare sintonia del nostro organismo con l'elemento terra. Si tratta di una condizione che riflette il nostro stile di vita: alimentazione, cura, abitudini influenzano fortemente il nostro essere, non solo dal punto di vista della salute, ma anche riguardo alla nostra compatibilità energetica con la natura.

12. Da molti anni, i damanhuriani lasciano indicazione di essere cremati. Lo stesso Falco ha scelto per sé questa strada. Oltre a rappresentare un più basso impatto per l'ambiente, rispetto alla sepoltura, la cremazione permette un più agevole distacco dalle energie legate al corpo fisico. È però importante che la persona abbia lasciato indicazioni chiare in merito, in modo che tale soluzione sia frutto di una scelta consapevole.

Un tempo, si usava mettere nella tomba tutti gli oggetti appartenenti al defunto. Questo accadeva in epoche in cui il fatto di procurarsi gli oggetti era assai più costoso di adesso; ma, nonostante ciò, le persone venivano seppellite con tutti i gioielli, le armi, le suppellettili che possedevano. Quelle cose legavano il defunto alla sua vita ed era perciò opportuno che venissero messe nella sua tomba, mentre oggi si preferisce dividere tra gli eredi anche l'ultimo anello.

Oggi quest'uso è scomparso, anche perché, in passato, tante tombe venivano profanate dai ladri; ma sarebbe veramente una buona norma mettere nella tomba una parte degli oggetti cari al defunto, in quanto ciò aiuterebbe la persona nei primi settanta giorni dopo la morte. Se non lo si fa, oggi, è solo per avarizia. Più c'è rispetto per la morte e più un oggetto di valore, anche solo affettivo, legato al morto, va lasciato con lui nella tomba.

Al contrario, è assolutamente da evitare mettere nella bara cose appartenenti ad altri, meno ancora foto od oggetti di persone viventi. È però diverso il caso di oggetti appartenuti a una persona defunta da tempo, alla quale il morto era particolarmente legato.

Un aiuto per la persona che sta morendo

Voglio finire questo scritto rivolgendomi direttamente a te, che stai leggendo: è per te che è stato scritto questo libro, per aiutarti a vivere bene – scusami il bisticcio di parole – la tua morte e per aiutarti a preparare alla morte chi ti è vicino.

104 Identificati con la scena che ti descrivo. Ecco: la persona che fino a un istante fa, guardandoti, dava ancora un segno di vita, ha reclinato il capo esalando l'ultimo respiro di questa sua esistenza. Tu sei stato colto di sorpresa: non immaginavi che questo momento sarebbe arrivato così presto e che tu ne saresti stato testimone. Ti senti impacciato, non sai come comportarti, cosa dire.

Però, sai di poter dare un aiuto grandissimo alla persona che, in questo momento, inizia un lungo viaggio. Non è vero che tutto ormai sia compiuto.

In questo momento, è come se chi è morto avesse solo acquistato il biglietto per il treno: sta attendendo che questo arrivi, dovrà salirvi e fare tantissime altre cose. Proprio in queste circostanze, tu gli puoi essere d'aiuto. Ti suggerisco una traccia, che tu seguirai a modo tuo.

Innanzi tutto, ricorda di tenere le luci basse: l'intensità dell'illuminazione esercita una pressione che rende difficile "uscire". Poi, allontana dalla stanza tutti gli estranei. Avvicinati al letto, respira profondamente un paio di volte, cercando di vuotare la mente da tutti i pensieri estranei a questo momento. Quindi parla, più o meno così.

Adesso tu ti trovi in una situazione nuova, completamente nuova, diversa da pochi istanti fa. Ora, tu hai appena cominciato a vivere, cioè, hai iniziato a vivere una vita completamente nuova, diversa dalla mia. Ascolta, quindi, quanto ti sto dicendo per esserti di aiuto. Ti confesso che, quando toccherà a me fare questo passo, vorrei averti al mio fianco per essere a mia volta aiutato.

Innanzitutto, non stai soffrendo. Io so che stai bene. Ti trovi in una situazione di grande calma, sei rilassato, ti senti bene. Cerca di rilassarti, di lasciarti uscire tranquillamente dal corpo. Non sforzarti di fare segnali che, tanto, non ti è possibile farmi giungere. Ma anche se i tuoi occhi sono chiusi, le mani immobili, e non puoi parlare, io so che tu mi ascolti. Lasciati andare, perché questo è il tuo momento. Lascia che si svolga tutto normalmente perché il tuo treno arriverà non appena sarai pronto per il lungo viaggio che ti attende. Ci sono persone, poco lontane da qui, che si disperano, che stanno piangendo: non farti legare dalla loro carica emotiva, non ti emozionare per causa loro, anche se stanno urlando, tu pensa a vivere nel modo più intenso questo momento, che è solo tuo. È il momento più importante della tua vita.

Tu hai vissuto un certo numero di anni; hai fatto molte cose, hai fatto le tue esperienze. Ora ti prepari a farne di nuove. Cerca, quindi, di iniziare bene, facendo un buon imbarco sul treno che sta per arrivare. Sii pronto! E, certamente, rimani pure accanto a noi con il tuo pensiero, perché noi non vogliamo dimenticarti.

Però, ciò che più conta, pensa che stai per entrare a far parte di qualcosa che è molto più grande!

Il termine della tua vita è solo il termine di questa vita; per te sono in serbo vite certo assai più importanti e interessanti. Forse, ti sta aspettando una vita molto più avventurosa. E può anche essere che tra un po', nella prossima o tra qualche vita, noi possiamo nuovamente incontrarci.

In questo momento, ti stai avvicinando molto ve- locemente a Dio. E, forse, riconsiderando ciò che ti è capitato, forse ti stai rendendo conto che alcune cose le hai fatte bene, altre purtroppo no. E stai preparando il tuo autogiudizio. Forse, ti riesce di essere in pace con te stesso. Le cose che io ti sto dicendo hanno proprio questo scopo: farti sentire in pace. Se manterrai la calma, se riuscirai a lasciarti andare, a uscire con facilità, ti sarà possibile andare avanti. Non solo, ma sarai anche in grado di preparare una strada migliore per noi, che ti seguiremo.

Questa è la traccia di ciò che puoi dire, o leggere, a una persona appena morta. Tutto il resto, i particolari, li troverai dentro di te. Devono nascere dal tuo rapporto con lui/lei.

Forse solo in questo particolarissimo momento riesci a dire a quella persona quanto non hai mai osato dire prima. Forse, ce la fai a dire: «Ti voglio bene». Se non l'hai mai detto prima, se non hai osato, perché c'era di mezzo l'orgoglio, perché c'era un tipo di rapporto diverso, ora riesci a farlo, perché l'emozione ti stringe, perché la persona che sta morendo entra in una condizione diversa dalla tua; perché si sta allontanando da te.

È questo il momento per dire tutte quelle cose che non sei mai riuscito a dire in tanti anni di amicizia e convivenza. Forse, è il tuo momento per imparare a conoscerti meglio, con chi sta morendo. Tutto il resto, se cerchi bene, lo troverai dentro di te.

Bene, la nostra chiacchierata è giunta alla fine. Spero che queste note ti possano essere utili. Meditale, non sarà tempo perso.

Ogni tanto, rileggi a caso qualche pagina di questo libro, vedrai che ogni volta riuscirai a scoprire qualcosa di nuovo. Avrei potuto trasformare queste pagine in qualcosa di più edotto e di più elegante. Non ho voluto. Credo che la semplicità e l'esposizione senza veli o fronzoli di quello che è il mio pensiero possano, con più facilità, creare una comunione, non con me, ma di te con te stesso.

E, se mi permetti: Buona Morte, Fratello!

Il 23 giugno 2013, Falco lascia il suo corpo fisico. In uno degli ultimi incontri con i damanhuriani, sorridendo nonostante la sofferenza causata dalla malattia, si congeda da tutti con queste parole: «Amatevi, amatevi, amatevi. Nella vicinanza reciproca troverete la soluzione d'amore. Quello che vi chiedo di sviluppare è un amore onnicomprensivo, è l'amore del quale facciamo parte. Vi saluto con amore».

DAMANHUR, FEDERAZIONE DI COMUNITÀ

Damanhur è una Federazione di Comunità nel Nord del Piemonte, tra Torino e Aosta, basata sulla ricerca spirituale e la sua applicazione come modello di vita. Vi risiedono poco meno di un migliaio di persone, che compongono una società multilingue, aperta allo scambio con il territorio e con le realtà in esso presenti. I cittadini di Damanhur usano chiamarsi con nomi di animale e di vegetale, come simbolo di rinnovamento e di unione con la natura.

Fondatore e guida spirituale di Damanhur è Falco Tarassaco, Oberto Airaudi (1950-2013) filosofo, guaritore, scrittore e pittore, attivo nell'ambito della ricerca nel campo del benessere, dell'arte e delle nuove scienze. Fondata nel 1975, Damanhur è un'esperienza di esplorazione dei valori profondi dell'esistenza, condotta attraverso l'azione pratica e la ricerca in ogni ambito di vita: i damanhuriani hanno infatti creato iniziative nel campo del lavoro, della politica, dell'ecologia, del volontariato, dell'arte e in tanti altri.

La realizzazione per la quale Damanhur è maggiormente conosciuta sono i Templi dell'Umanità. Si tratta di una serie di sale, collegate da corridoi e dedicate ognuna a un significato diverso – Acqua, Terra, Metalli, Ecosistema spirituale... – completamente scavatE all'interno della montagna e decorate con statue, pitture, mosaici, portali e opere d'arte di ispirazione multiforme. Centri, associazioni, recapiti damanhuriani si trovano in numerose città italiane ed europee e nel mondo. È possibile conoscere Damanhur su internet, in libreria, nelle conferenze e nei corsi proposti dai damanhuriani, e naturalmente visitandola di persona, con soggiorni di poche ore o di più giorni, nelle apposite strutture presenti nelle comunità.

Via Pramarzo n. 3 - 10080 Baldissero C.se (TO) - Italy
Tel. +39 0124 512236
www.damanhur.org

Indice

Milton Keynes UK
Ingram Content Group UK Ltd.
UKHW020753190923
428965UK00015B/855